DR. NICOLE SCHAENZLER

LEBER & GALLE

ENTGIFTEN UND NATÜRLICH STÄRKEN

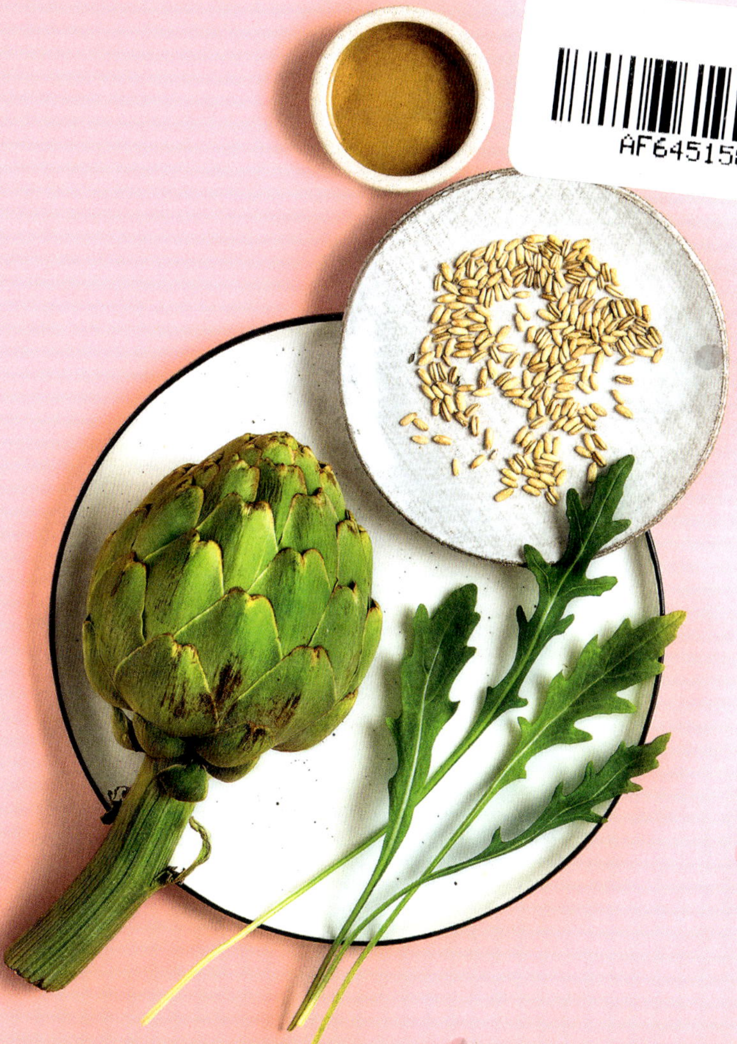

THEORIE

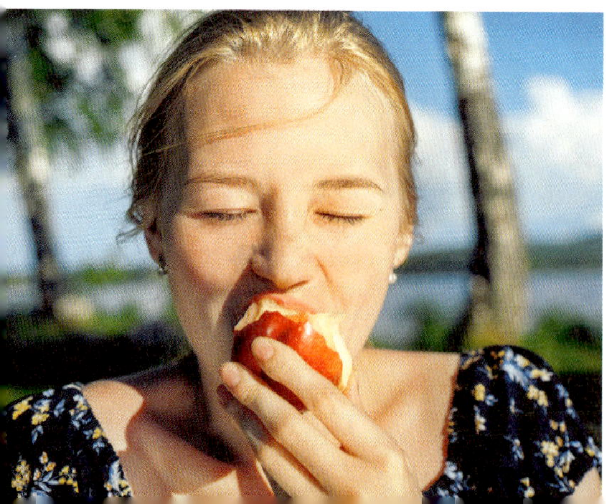

PRAXIS

SERVICE

*»Heilung geht durch die Leber:
Von einer lebergesunden Lebensweise
profitiert unser gesamter Organismus.«*

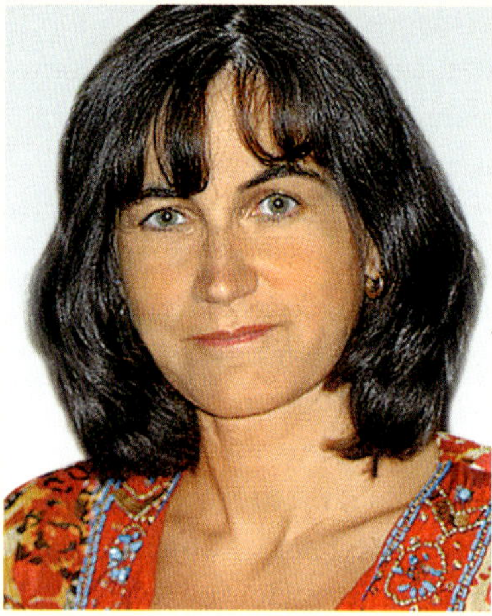

Dr. Nicole Schaenzler,
ist promovierte Philologin und seit über 25 Jahren als Medizinjournalistin tätig. Als Fachautorin hat sie zahlreiche Bücher zu medizinischen und naturheilkundlichen Themen geschrieben sowie Beiträge zu den Therapiemöglichkeiten der Komplementärmedizin verfasst. Beim GRÄFE UND UNZER VERLAG sind von ihr unter anderem die Ratgeber »Laborwerte«, »Hashimoto ganzheitlich behandeln« und »Endlich Heilung für den Reizdarm« erschienen. Seit über 20 Jahren ist sie zudem Herausgeberin des Gesundheitsmagazins TOPFIT in München.

MEHR ENERGIE DANK EINER GESUNDEN LEBER

Rund um die Uhr ist die Leber für uns im Einsatz: Sie sorgt dafür, dass dem Körper stets genügend Energie zur Verfügung steht, liefert den anderen Organen lebensnotwendige Eiweiße, fängt klaglos unsere (Alkohol- und Nikotin-) Sünden auf und hält unser Immunsystem schlagkräftig. Vor allem schützt sie uns höchst effizient vor Giftstoffen. Diese Aufgabe nimmt sie so ernst, dass sie im Extremfall lieber ihre eigenen Zellen zerstört, bevor sie zulässt, dass es andere Teile des Körpers trifft. Danken tun wir es ihr nicht. Im Gegenteil: Mit unserer modernen Ernährungs- und Lebensweise tragen wir sogar dazu bei, dass die Leber erheblich gefährdet ist.
Ziel dieses Buchs ist es deshalb, Sie mit vielen Informationen und praktischen Tipps darin zu unterstützen, zu einem Lebensstil zu finden, der es dem Leber-Galle-System einfach macht, seine zahlreichen Aufgaben zu erfüllen. Und Sie profitieren doppelt: von einer gesunden Leber und einem gesunden Körper, die Ihnen spürbar mehr Kraft und Energie verleihen.
Selbst wenn Ihre Leber bereits belastet ist, lässt sich das Ruder in Richtung vollständige Genesung meist noch herumreißen. Hier können begleitend auch bewährte Verfahren der Naturheilkunde oder Homöopathie wertvolle Dienste leisten. Quintessenz der vorgestellten leberwirksamen Maßnahmen ist die Leberschutz-Kur: Wenn Sie vier Wochen lang konsequent unsere Vorschläge befolgen, werden Sie sich am Ende der Kur wie neugeboren fühlen und voller Energie sein.

Ich wünsche Ihnen alles Gute!

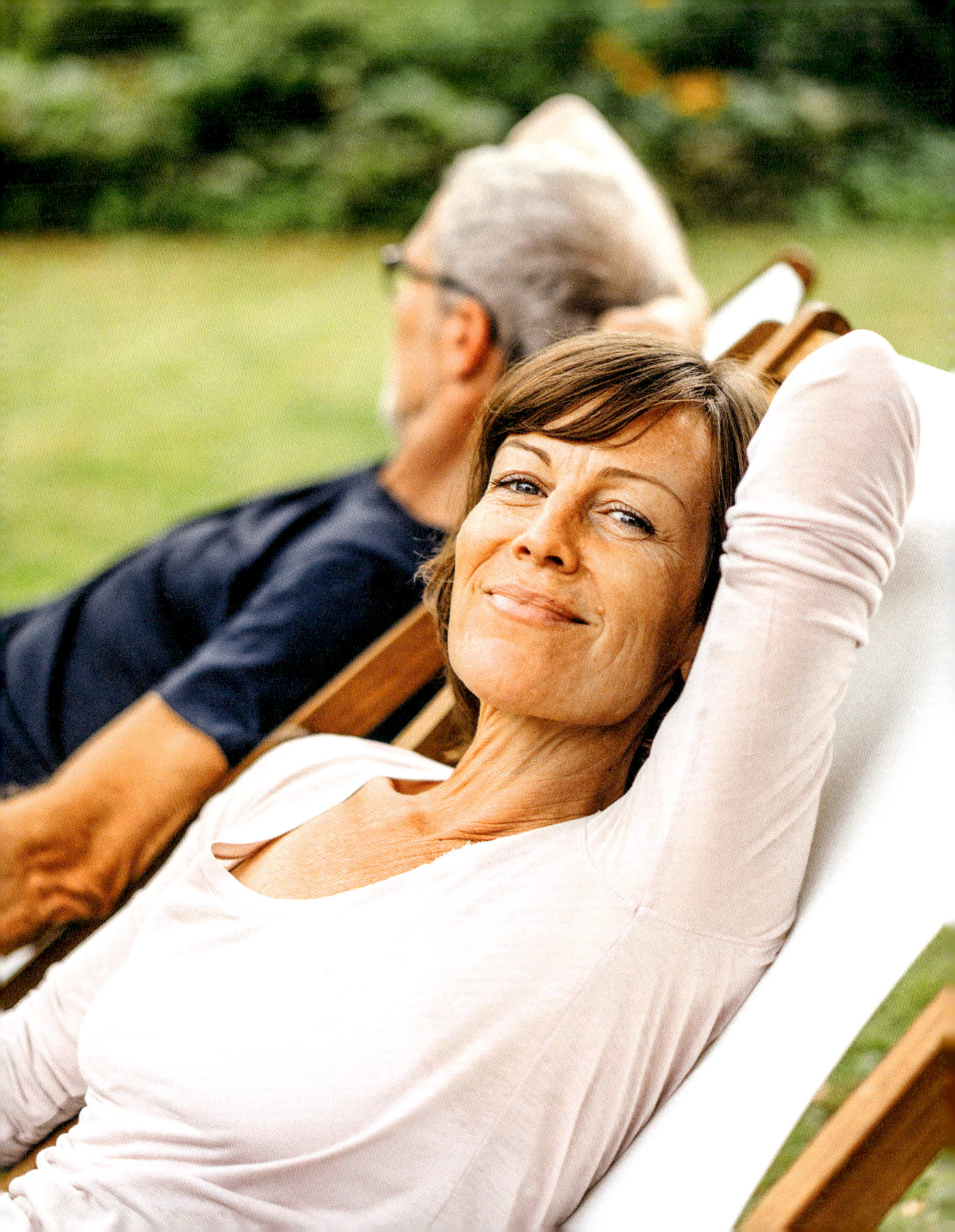

LEBERSCHUTZ IST LEBENSSCHUTZ

Kein anderes Organ in unserem Körper hat so viele unterschiedliche Aufgaben wie die Leber. Umso wichtiger ist es zu wissen, was ihr schadet und wie Sie sie gesund erhalten.

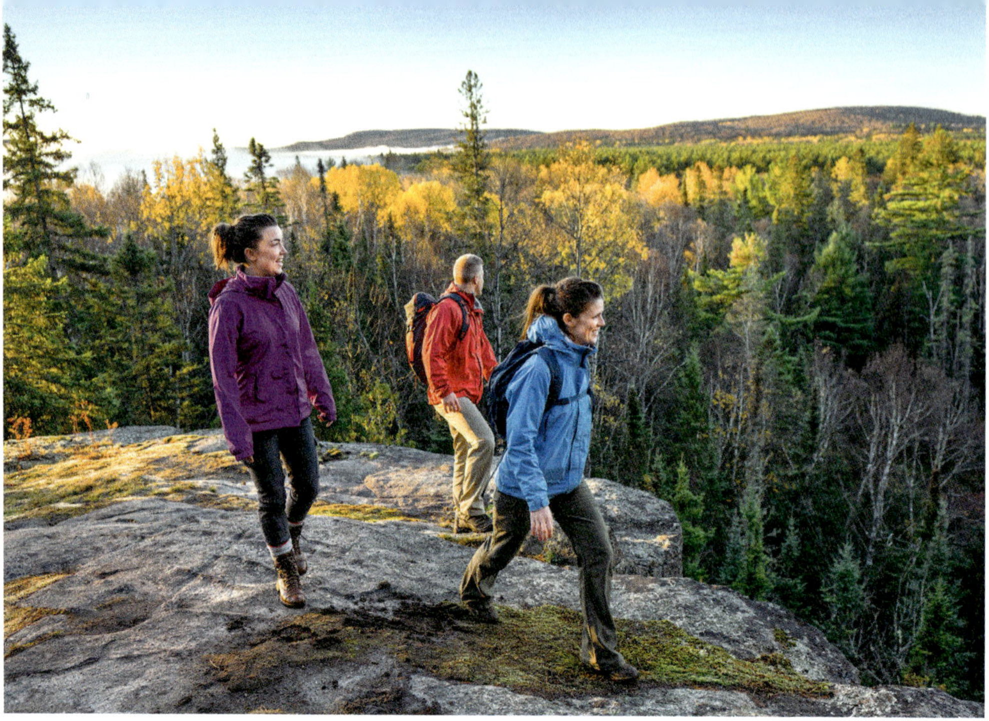

GESUNDE LEBER, GESUNDER KÖRPER

Im Jahr 2011 hat das Bundesministerium für Gesundheit den Deutschen ein Lob ausgesprochen: Die »Gesundheitsbildung« habe hierzulande in den letzten Jahren zugenommen, und auch das Interesse an einem gesünderen Lebensstil sei allgemein gestiegen. Und es stimmt tatsächlich: Wir sind heute sehr viel besser als noch vor einigen Jahren darüber informiert, was unserem Körper guttut und was nicht. So wissen wir zum Beispiel, dass tägliches langes Sitzen unserem Rücken schadet, dass Übergewicht die Entwicklung eines Typ-2-Diabetes (Zuckerkrankheit) begünstigt und Rauchen Lungen- oder Kehlkopfkrebs zur Folge haben kann. Dass all diese Faktoren aber auch das Leber-Galle-System schädigen, ist nur sehr wenigen Menschen wirklich bewusst.

DIE LEBER – EIN ORGAN DER SUPERLATIVE

Doch wofür brauchen wir die Leber? Mit ihren ca. 1,5 Kilogramm ist sie das schwerste Organ und zugleich die größte Drüse des Körpers. Kein anderes Organ erfüllt so viele Aufgaben im Körper wie sie.
Sie ist Filter-, Entgiftungs-, Speicher- und Ausscheidungsorgan, steuert die wichtigsten Stoffwechselprozesse, ist eine unermüdliche Produktions- und Hormonfabrik. Zudem ist sie das einzige Organ, das Blut aus zwei Quellen – aus der Leberschlagader und der Pfortader (**siehe Seite 10**) – erhält. Damit gehört sie zu den besonders gut durchbluteten Organen, und deshalb hat sie auch ihre charakteristische rotbraune Farbe.
Untrennbar mit der Leber verbunden sind Gallenblase und Gallengänge. Sie bilden mit der Leber eine Funktionseinheit. Jeden Tag produzieren die Leeberzellen etwa 800 bis 1000 Milliliter Galle, die über die Gallengänge in die Gallenblase gelangt und dort gespeichert und eingedickt wird. Um bei der Verdauung Fette aus der Nahrung zu spalten, wird der Gallensaft benötigt. Die Gallenblase zieht sich zusammen und befördert den Gallensaft zu diesem Zweck über den Hauptgallengang in den Zwölffingerdarm.

Meisterin der Selbstheilung

Anders als alle anderen Organe ist die Leber in der Lage, entstandene Schäden rasch selbst wieder zu reparieren. Sie wächst sogar nach, wenn man große Teile aus ihr herausschneidet. Dabei folgt sie einem ausgeklügelten Regenerationsprogramm, das erst dann abgeschlossen ist, wenn sie wieder ihre ursprüngliche Größe erreicht hat. Hierfür benötigt die Leber nur wenige Wochen.

GROSSER NUTZEN FÜR DIE TRANSPLANTATIONSMEDIZIN

Bis heute ist es den Forschern nicht gelungen, die zellbiologischen Mechanismen vollständig zu entschlüsseln, die der leberspezifischen Selbsterneuerung zugrunde liegen. Gleichwohl macht sich inzwischen auch die Transplantationsmedizin diese einzigartige Fähigkeit der Leber zunutze: Weil der Bedarf an Spenderorganen sehr viel höher ist, als geeignete Spenderlebern zur Verfügung stehen, gehen die Mediziner immer häufiger dazu über, eine Teillebertransplantation (Splitleber) vorzunehmen: Dazu wird die Spenderleber in zwei Segmente geteilt, die dann auch zwei Empfängern – in den meisten Fällen einem Kind und einem Erwachsenen – eingepflanzt werden.

GUT DURCHBLUTET

Pro Minute fließen etwa 1,4 Liter Blut durch die Leber. Hier wird es entgiftet, gefiltert und auf brauchbare Substanzen geprüft beziehungsweise mit Nährstoffen beladen wieder in den Körper geleitet.

LEBER, GALLENBLASE UND BAUCHSPEICHELDRÜSE – LAGE UND AUFGABEN IM KÖRPER

In der Abbildung können Sie erkennen, dass die Leber mit ihrem größeren rechten Lappen im rechten Oberbauch liegt, der kleinere linke Lappen reicht bis in den linken Oberbauch. Ein Großteil der Leber ist von den unteren Rippen bedeckt. Hinter dem rechten Leberlappen befindet sich die Gallenblase, unterhalb der Leber liegt die Bauchspeicheldrüse.

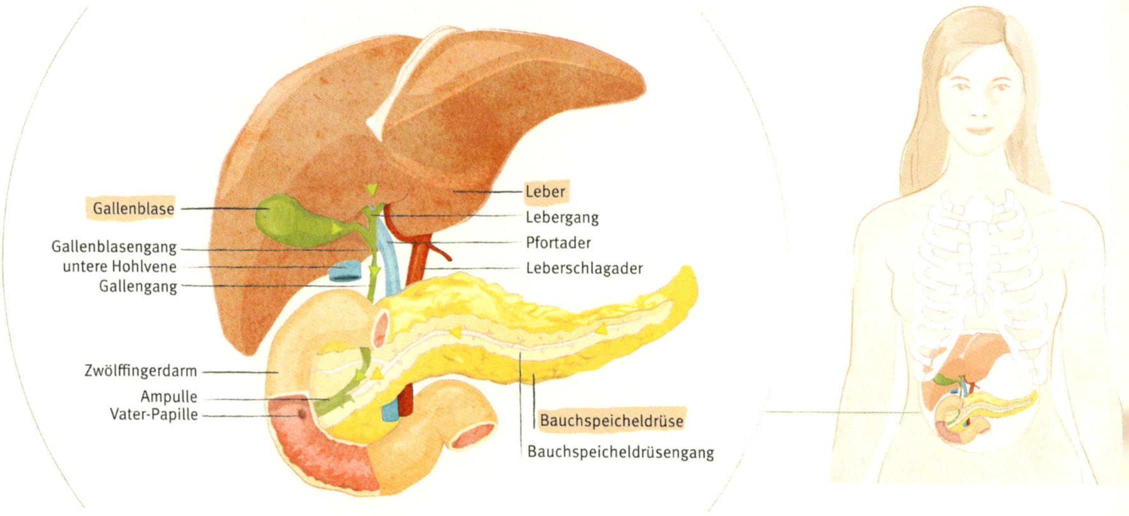

AUFGABEN DER LEBER:

> Aufbau und Speicherung von Eiweißen

> Speicherung von Zuckern

> Produktion von Cholesterin, **siehe Seite 21***, Gallensäuren und Fettsäuren*

> Entgiftung von körperfremden schädlichen Substanzen wie Alkohol, Medikamenten oder Bakterien sowie von körpereigenen Substanzen wie nicht (mehr) benötigten Hormonen, überalterten bzw. defekten Körperzellen, Abbauprodukten des Eiweißstoffwechsels

AUFGABE DER GALLENBLASE:

> Speicherung des Gallensafts

AUFGABEN DER BAUCHSPEICHELDRÜSE:

> Produktion von Verdauungssäften und Enzymen, die in den Zwölffingerdarm fließen

> Herstellung von Insulin

Der Aufbau der Leber

Der größte Teil der Leber befindet sich hinter dem rechten Rippenbogen im rechten Oberbauch, gleich unterhalb des Zwerchfells (**siehe Illustration links**). Mit der Unterfläche des Zwerchfells ist die Leber teilweise verwachsen. Da sich das Zwerchfell mit jedem Atemzug nach unten in Richtung Bauchraum senkt, kann sich die Lage der Leber etwas verändern. Das ermöglicht es dem Arzt, bei einer Untersuchung, wenn der Patient tief einatmet, den unteren Rand der Leber mit den Händen zu ertasten.

Umgeben ist sie von einer Bindegewebskapsel. Im Gegensatz zur Leber selbst ist die Kapsel von Nervenfasern durchzogen, die Schmerzreize übermitteln. Schwillt die Leber zum Beispiel aufgrund einer plötzlichen Blutstauung (akute Stauungsleber) an, dehnt sich die bindegewebige Kapsel stark aus und kann so unangenehme Druckschmerzen im rechten Oberbauch hervorrufen.

Aufgeteilt ist die Leber in zwei große Lappen, die durch ein bindegewebiges Band voneinander getrennt sind. Die Mediziner gliedern die beiden Leberlappen in acht Segmente, die jeweils ihre eigene Versorgung haben. Das ist vor allem für die chirurgische Therapie von (bösartigen) Lebererkrankungen von besonderer Bedeutung: Auf diese Weise können einzelne Lebersegmente operativ entfernt werden, ohne dass die Funktion der benachbarten Segmente in Mitleidenschaft gezogen wird.

Die Leberlappen sind in bis zu 100 000 Funktionseinheiten, die Leberläppchen, unterteilt. Sie enthalten rund drei Millionen ringförmig angeordnete Leberzellen, die Hepatozyten, in denen viele wichtige Stoffwechselvorgänge der Leber stattfinden.

DIE VERSCHIEDENEN ZELLARTEN DER LEBER

Neben den Hepatozyten (Leberzellen), die etwa 80 Prozent des Lebervolumens einnehmen, erhalten vor allem die folgenden Zellspezialisten die Funktionsfähigkeit der Leber aufrecht:

- Endothelzellen ermöglichen den Stoffaustausch durch eine regulierbare Barriere zwischen den Kapillaren (feinste Blutgefäße) und den Hepatozyten.
- Hepatische Sternzellen (früher: Ito-Zellen) dienen vor allem als Fett- und Vitamin-A-Speicher und sondern zudem eine kollagenhaltige Substanz (bindegewebige Substanz) ab, die die Leberzellen zusammenhält. Außerdem regen sie die Regeneration der Leber nach einer Schädigung an.
- Kupffer-Zellen, oft auch als Kupffer-Sternzellen bezeichnet, sind Fresszellen (Makrophagen) und damit Teil des Immunsystems. Sie sorgen dafür, dass die im Pfortaderblut enthaltenen Schadstoffe oder Stoffwechselprodukte abgebaut und so unschädlich gemacht werden.

LEBERPFORTE UND LEBERSTIEL

An der Unterseite der Leber verläuft ein kurzer Spalt, der Leberpforte genannt wird. Hier treten Pfortader, Leberschlagader und Gallengang ein beziehungsweise aus. Zusammen mit den Eingeweidenerven und Lymphgefäßen bilden sie den Leberstiel.

SAUERSTOFFVERSORGUNG DURCH DIE LEBERSCHLAGADER

Für ihre unzähligen Stoffwechselaktivitäten benötigen die Leberzellen viel Sauerstoff. Sie erhalten ihn über die Leberschlagader, die vom Herz kommendes, sauerstoffreiches Blut zur Leber bringt. Der Rückfluss des (nunmehr sauerstoffarmen) Bluts von der Leber zum Herz erfolgt über die Lebervenen, die sich zur unteren Hohlvene vereinigen. Damit ist die Leber eines der wenigen Organe, das sowohl von venösem als auch von arteriellem Blut durchströmt wird.

ALKOHOL UND MEDIKAMENTE

Alkohol beeinflusst die Wirkung von Medikamenten, da beide Substanzen über das gleiche Entsorgungssystem der Leber abgebaut werden. Müssen Sie Tabletten einnehmen und trinken parallel dazu Alkohol, kann das Entsorgungssystem nicht beide gleichzeitig abbauen.
In diesem Fall muss der Arzneistoff warten und kreist dann länger als üblicherweise vorgesehen im Körper. Dadurch verstärken und verlängern sich seine Wirkung und auch seine Nebenwirkungen. Sogar Vergiftungen sind möglich. Deshalb: Verzichten Sie Ihrer Gesundheit und Leber zuliebe grundsätzlich auf Alkohol, wenn Sie Medikamente einnehmen müssen.

DIE LEBER HAT VIELE FEINDE

Sie konnten bereits lesen, dass überschüssige Pfunde schädlich für das Leber-Galle-System sind. Fakt ist: Bei etwa 80 Prozent der Übergewichtigen und bei jedem zweiten Diabetiker ist die Leber »verfettet«, das heißt, sie haben eine Fettleber **(siehe Seite 29 ff.)**. Es droht eine Leberentzündung, die bis zur Leberzirrhose **(siehe Seite 38 f.)** fortschreiten kann. Hohe Cholesterinwerte im Blut erhöhen das Risiko für die Bildung von Gallensteinen **(siehe Seite 33 f.)**. Klemmt ein solcher Stein im Gallenblasenhals oder in einem der kleineren Gallengänge, kommt es zur gefürchteten Gallenkolik.
Sind Sie Raucher, dann sollten Sie bedenken, dass auch der Tabakkonsum für die Leber gefährlich werden kann, denn Nikotin wird vornehmlich in der Leber abgebaut. Noch schädlicher sind die Folgen von langjährigem und vor allem regelmäßigem Alkoholgenuss **(siehe Seite 17)**.

Belastung durch Umweltgifte

Vielleicht denken Sie gerade: »Leberprobleme sind für mich kein Thema, denn ich rauche nicht und trinke auch kaum Alkohol.« Gut so, das sind auf jeden Fall Pluspunkte! Doch leider sagt dies letztlich nur wenig über die tatsächliche Gesundheit Ihrer Leber aus, denn es gibt noch weitere Faktoren, die die Leber belasten und schädigen können. So setzen zum Beispiel auch organische Lösungsmittel, wie sie in Farben, Spezialreinigern, Fleckenentfernungsmitteln, Kunst- und Klebstoffen vorkommen, sowie Umweltschadstoffe wie Pestizide oder Schwermetalle der Leber zu: Je fettlöslicher ein Gift, desto schlimmer für die Leber. Aflatoxin, ein Gift aus Schimmelpilzen (das zum Beispiel in schimmeligem Brot vorkommt), kann Leberkrebs auslösen. Todfeinde der Leber sind auch Knollenblätterpilze: Ihr Gift kann innerhalb weniger Stunden zu akutem Leberversagen führen.

Belastung durch Medikamente

Unterschätzt wird auch die Gefahr, die von Medikamenten für die Leber ausgehen kann. Denn in der Leber werden alle Arzneien um- und abgebaut: Insbesondere wenn Medikamente über Jahre in einer höheren Dosierung eingenommen werden müssen, ist damit eine Dauerbelastung für die Leber verbunden. Das ist allerdings kaum bekannt: Die deutsche Leberstiftung hat in einer Umfrage festgestellt, dass 15 Prozent der befragten

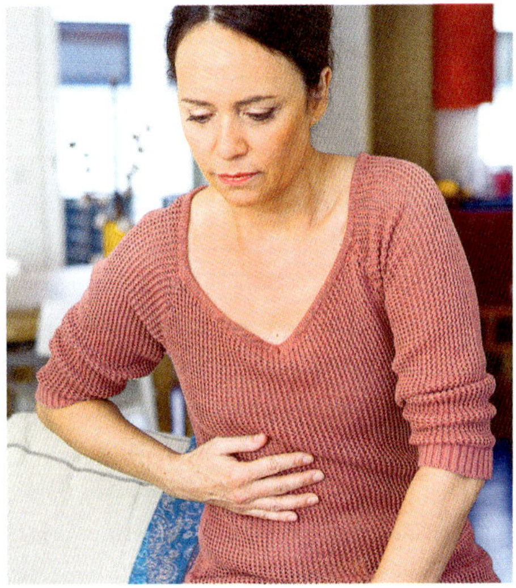

Verspüren Sie Schmerzen im Oberbauch? Dann lassen Sie Ihre Leberwerte kontrollieren.

Erwachsenen, die apothekenpflichtige Medikamente einnehmen, erhöhte Leberwerte haben. Kommen zur regelmäßigen Einnahme der Tabletten noch Bewegungsmangel, Stress oder zu wenig Schlaf hinzu, lässt die Leistungsfähigkeit der Leber über kurz oder lang immer mehr nach. Als Folge fühlen Sie sich

VORSICHT BEI SCHMERZMITTELN!

Unabhängig von dem Wirkstoff und der Packungsgröße gilt: Nehmen Sie Schmerzmittel ohne ärztliche Verordnung nicht länger als drei Tage hintereinander und nicht häufiger als zehn Tage pro Monat ein.

erschöpft. Übrigens können nicht nur synthetische, sondern auch pflanzliche Präparate die Leber schädigen. Aus diesem Grund widerrief das Bundesinstitut für Arzneimittel und Medizinprodukte (BfArM) 2002 zum Beispiel die Zulassung für Arzneien, die einen Wurzelextrakt aus Kava-Kava enthalten. Nach jahrelangem Rechtsstreit mit einigen Herstellern hat das BfArM 2015 nun wieder erlaubt, dass pflanzliche Arzneimittel mit Kava-Kava-Extrakt oder Kavapyronen in Deutschland auf den Markt kommen dürfen – aufgrund möglicher Leberschäden jedoch ausschließlich rezeptpflichtig und unter strengen Sicherheitsauflagen.

Lebererkrankungen sind auf dem Vormarsch

Eine gesunde Leber ist der Schlüssel zu einem gesunden Körper, eine kranke Leber hingegen kann nicht nur den ganzen Organismus aus dem Gleichgewicht bringen, sondern führt im Extremfall zum vorzeitigen Tod. Laut Homepage der deutschen Leberstiftung leiden mindestens fünf Millionen Menschen in Deutschland an einer Lebererkrankung – und viele wissen nicht einmal davon. Rund ein Drittel aller Deutschen über 40 Jahren hat bereits eine Fettleber (**siehe Seite 29 ff.**) entwickelt.

Ohne die richtigen Maßnahmen zum Leberschutz kann aus einer Fettleber leicht eine Entzündung der Leber (Hepatitis) werden, und in deren Folge kann später das Lebergewebe irreparabel, also unheilbar vernarben. Bereits im Jahr 2007 hatte das Statistische Bundesamt errechnet, dass Lebererkrankungen mittlerweile die dritthäufigste Todesursache bei Männern mittleren Alters sind. So sterben in Deutschland jedes Jahr rund 15 000 Menschen an einer Leberzirrhose; doppelt so viele wie noch vor 25 Jahren.

PARACETAMOL SCHÄDIGT DIE LEBER

Das schmerzdämpfende und fiebersenkende Paracetamol ist einer der bekanntesten Wirkstoffe, dem Pharmazeuten und Ärzte eine leberschädigende Wirkung zuschreiben, wenn er in zu hoher Dosierung eingenommen wird. Er ist als Monopräparat sowie in Kombination mit anderen Arzneistoffen, zum Beispiel in einigen »Grippemitteln«, erhältlich. In beiden Fällen ist es von äußerster Wichtigkeit, dass Sie die empfohlene Dosierung und maximale Dauer der Einnahme einhalten, weil bei Paracetamol der Grat zwischen der nützlichen und der schädlichen Dosis sehr schmal ist! Dies gilt umso mehr, wenn Sie regelmäßig Alkohol konsumieren. Eine durch Alkohol belastete Leber reagiert auf Paracetamol besonders empfindlich. Ebenso sind Kinder für den schmerzstillenden Arzneistoff äußerst sensibel; deshalb darf bei ihnen die ihrem Alter entsprechende Tageshöchstdosis nicht überschritten werden.

Ähnliches gilt für den Leberzellkrebs, der lange Zeit als eine relativ seltene Tumorerkrankung in Deutschland galt. Hierzulande erkranken derzeit jährlich circa 9500 Menschen (6600 Männer, 2900 Frauen) neu an dieser Krebsart – und rund 5000 Betroffene überleben die Erkrankung innerhalb des ersten Jahres nach der Diagnose nicht. Damit hat sich die Zahl der jährlichen Todesfälle durch Leberzellkrebs seit den 1970er-Jahren in Deutschland mehr als verdoppelt. Diese erschreckende Entwicklung hat einen konkreten Grund: Unsere Lebensweise ist leberfeindlich.

Die Leber leidet stumm

Warum schenken wir unserer Leber so wenig Beachtung? Das hat viel damit zu tun, dass unser wichtigstes Stoffwechselorgan selbst dann noch nicht aufbegehrt, wenn es ihm schon längst nicht mehr gut geht. Wäre die Leber ein Mensch, würden wir sie wohl als gutmütigen und geduldigen Typen beschreiben, der selbst übermäßige Belastungen klaglos erduldet.

Denn die Leber leidet stumm: Sie besitzt keine Nervenfasern für die Schmerzempfindung, sodass sie auch keine Schmerzreize aussenden kann; das kann nur die Bindegewebskapsel, die sie umgibt. Einziges Signal einer beginnenden Lebererkrankung ist daher oft ein denkbar unspezifisches Symptom: Der Betroffene fühlt sich abgeschlagen und schlapp. Rasche Ermüdbarkeit oder ständige Müdigkeit beeinträchtigen zwar erheblich die Lebensqualität, doch sie halten uns in der Regel nicht wirklich davon ab, unseren täglichen Pflichten nachzukommen. Daher werden Lebererkrankungen oft erst spät, manchmal zu spät erkannt. Dann drohen nicht nur der Leber selbst, sondern dem gesamten Organismus ernsthafte Komplikationen.

Die Müdigkeit ist der
Schmerz der Leber.

Fernwirkung durch eine kranke oder überlastete Leber

Die Abläufe in der Leber sind so eng mit den anderen Vorgängen im Körper verbunden, dass es durch Störungen der Leber zu Veränderungen und sogar Erkrankungen an anderen Organen kommen kann. Verdauungsprobleme, Veränderungen des Blutbildes und sogar eine verminderte Knochendichte (Osteoporose) sind häufige »Begleiterscheinungen« einer fortschreitenden Schädigung der Leber. Eine Überlastung der Leber kann sich auch auf Prozesse in Schilddrüse, Nebennierenrinde, Gelenken oder an der Haut ungünstig auswirken. Deshalb berücksichtigt die Naturheilkunde die zentrale Rolle der Leber, indem sie sehr häufig auch leberkräftigende Maßnahmen im Therapieplan vorsieht, obwohl die Leber auf den ersten Blick vielleicht (noch) gesund erscheint. Die Erfahrung zeigt: Allergien, rheumatische oder Hauterkrankun-

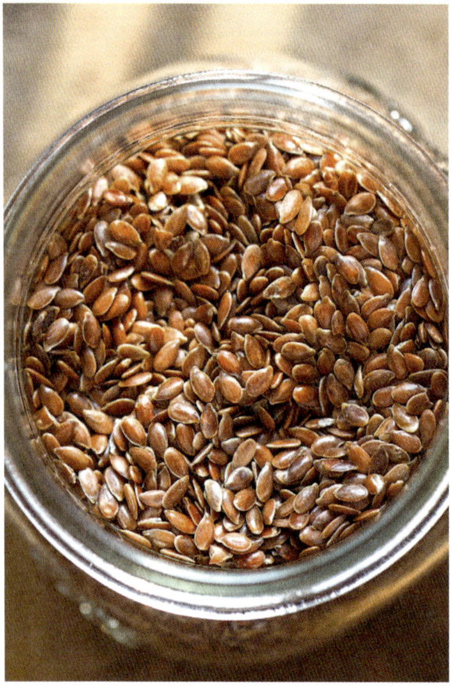

Leinsamen enthalten viele Omega-3-Fettsäuren und unterstützen damit die Regeneration der Leber.

gen bessern sich deutlich, wenn auch die Entgiftungsfunktion der Leber gezielt gestärkt wird, etwa in Form einer Ausleitungskur von Stoffwechselprodukten und Giften mithilfe von Kräutern und feuchtwarmen Auflagen (siehe Seite 58 f.).

Bedenken Sie aber bitte: Die Naturapotheke eignet sich nicht als »Feuerwehr«, wenn es in der Leber bereits lichterloh brennt. Sind Leberzellen erst einmal unheilbar geschädigt, können die bewährten Verfahren der Naturheilkunde zur Entgiftung und Stärkung der Leber nichts mehr ausrichten. Dann lautet die wichtigste Therapiestrategie: Schonung der Leber! Nun gilt es, wirklich alles zu vermeiden, was die Leber weiter belasten könnte. Das kann – je nach Stadium der Erkrankung – im Extremfall auch bedeuten, dass der behandelnde Arzt von einer Kur zum Beispiel mit Heilpflanzen abrät.

HEILUNG GEHT DURCH DIE LEBER!

Trotz dieser düsteren Fakten gibt es einen Lichtblick: In den meisten Fällen ist es nicht zu spät, seiner Leber etwas Gutes zu tun, damit sie weiterhin ihr breit gefächertes Aufgabenspektrum abdecken kann. »Schwächelt« Ihre Leber, ist sie doch erstaunlich regenerationsfähig und praktisch jederzeit bereit, sich wieder »aufpäppeln« zu lassen – vorausgesetzt, ihre Zellen sind noch weitgehend intakt. Die Naturheilkunde kennt eine Reihe

DIE LEBER BEEINFLUSST DAS DARMMILIEU

Sind Leber oder Gallenwege erkrankt, ist oft auch die Darmflora gestört. Dann kann mit naturheilkundlichen Maßnahmen gezielt das Darmmilieu saniert werden, etwa mit einer Leinsamenkur oder einer mikrobiologischen Therapie mit Präbiotika.

von bewährten Methoden zur Entgiftung, Entlastung und Revitalisierung der Leber, die Sie leicht umsetzen und daher mühelos in Ihren Tagesablauf integrieren können. Dabei werden Sie feststellen, dass nicht nur Ihre Leber, sondern Ihr gesamter Organismus profitiert: Gewichtsprobleme, erhöhte Blutfettwerte, eine beginnende Insulinresistenz (**siehe Seite 119**), aber auch die Neigung zu Infekten, chronische Verdauungsbeschwerden und sogar depressive Verstimmungen bessern sich häufig wie von selbst, wenn die Leber gezielt entlastet, entgiftet und gestärkt wird. Zudem haben Sie wieder mehr Energie für das Tagesgeschäft.

Ob Sie Ihrer Leber eine Bitterstoffkur mit Tees verordnen, ob Sie Schüßler-Salze oder Homöopathika einnehmen, sich im Fitnessclub anmelden, Ihre Ernährung lebergesund umstellen (**siehe ab Seite 84**) oder künftig auf Genussmittel wie Alkohol und Nikotin verzichten oder diese zumindest deutlich reduzieren – jeder einzelne Schritt ist sinnvoll.

Leberschutz durch eine gesunde Lebensweise

Noch besser ist natürlich eine komplette Änderung Ihrer Lebensweise, die alle hier vorgestellten leberwirksamen Maßnahmen berücksichtigt und einmal im Jahr eine vierwöchige Leberschutz-Kur (**siehe ab Seite 108**) vorsieht. Wie Ihnen das gelingt und welche Strategien besonders empfehlenswert sind, erfahren Sie ab **Seite 83**.

LEBERFEIND ALKOHOL

Alkohol ist in den westlichen Industrieländern ein gesellschaftlich anerkanntes Genussmittel, gilt aber auch als Suchtmittel und ist laut Weltgesundheitsorganisation jährlich bei 1,8 Millionen Todesfällen im Spiel.

So wirkt Alkohol auf die Leber:

- Alkohol ist ein Zellgift. Bei regelmäßigem Alkoholkonsum kann sich mit der Zeit eine Alkoholfettleber (**siehe Seite 29 f.**) entwickeln – oft der Beginn einer irreparablen Schädigung der Leber, die eine chronische Entzündung und schließlich eine Leberzirrhose (**siehe Seite 38 f.**) nach sich ziehen kann.
- Alkohol erhöht das Risiko für bestimmte Krebserkrankungen. Besonders gefährdet sind diejenigen Organe, die direkt mit dem Alkohol in Berührung kommen, also vor allem die Mundhöhle, der Rachen, der Kehlkopf und die Speiseröhre, aber auch die Bauchspeicheldrüse und die Leber.

Die Deutsche Gesellschaft für Ernährung (DGE) verweist deshalb darauf, dass nur der Verzicht auf Alkohol risikofrei ist. Und auch die Weltgesundheitsorganisation (WHO) betont, dass es beim Alkoholkonsum keine gesundheitlich unbedenkliche Menge gibt.

Laut aktueller Risikotabelle der DGE ist bereits mit einem Alkoholgenuss von ein bis zwei Gläsern Wein oder ein bis zwei kleinen Flaschen Bier pro Woche (bis 27 Gramm pro Woche) ein gewisses Gesundheitsrisiko verbunden.

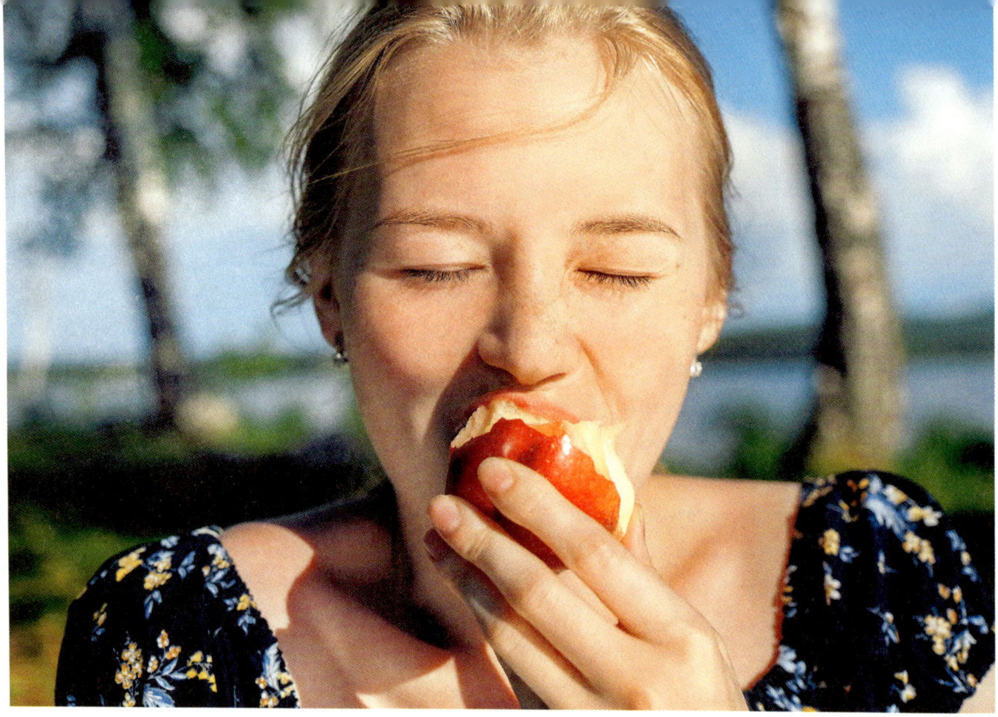

DIE LEBER – STOFFWECHSEL-ZENTRALE DES KÖRPERS

Stoffwechsel – also die Aufnahme, der Transport und der chemische Abbau beziehungsweise Umbau von Nahrungsstoffen – bedeutet Leben. Und weil die Leber unser größtes Stoffwechselorgan ist, ist ein Leben ohne eine funktionsfähige Leber nicht möglich. Tatsächlich ist die Leber an fast allen essenziellen Stoffwechselprozessen beteiligt: an der Steuerung des Eiweiß-, Fett- und Kohlenhydrat- bzw. Glukose-(»Zucker«)-Stoffwechsels ebenso wie an der Regulierung des Mineralstoff- und Vitaminhaushalts.

CHEMIEFABRIK MIT ZAHLREICHEN FUNKTIONEN

Über die Pfortader, in der sich die kleinsten Blutgefäße (Kapillaren) der Darmwände vereinen, bevor sie in die Leber mündet, wird Blut mit den Nahrungsbestandteilen aus dem Magen-Darm-Trakt, mit den Abbauprodukten der Milz (**Bilirubin siehe Seite 118**) sowie mit den Hormonen der Bauchspeicheldrüse (etwa Insulin) zur Leber geführt. Etwa 75 Prozent ihres Blutes erhält die Leber durch die Pfortader. Innerhalb der Leber verzweigt sich die Pfortader wieder in ein feines Kapillarnetz. Auf diese Weise gelangen die bereits im Darm zerkleinerten Substanzen wie Zucker, Fette, Vitamine, Mineralstoffe, Spurenelemente und Aminosäuren zu den einzelnen Leberzellen, wo sie verarbeitet, gespeichert und bei Bedarf an den Organismus abgegeben werden.

Entgiftungszentrale Leber

Sämtliche Stoffe, die im Magen-Darm-Trakt aufgenommen (resorbiert) werden, gelangen über die Pfortader zuerst zur Leber, bevor sie über den großen Blutkreislauf im Körper verteilt werden – das nennen die Mediziner Pfortader-Kreislauf. Auf diese Weise werden ständig Substanzen in die Leber gespült: unverzichtbare Nährstoffe, aus denen die Leber dann verwertbare Substanzen für den Organismus bildet und bei Bedarf speichert, aber auch Schad- und Giftstoffe, die ebenfalls mit der Nahrung aufgenommen wurden, wie Medikamente, Alkohol, Bakterien sowie Pestizide und andere Umweltschadstoffe. Diese zu filtern, zu entgiften beziehungsweise zu inaktivieren und dann wieder auf schnellstem Weg hinauszubefördern – das kann in unserem Körper mit dieser Breitenwirkung nur die Leber. In den Leberzellen (**Hepatozyten siehe Seite 22**) stehen hierfür spezielle Enzyme bereit, die schädliche Substanzen chemisch so bearbeiten, dass am Ende ungefährliche Bestandteile übrig bleiben, die problemlos »entsorgt« werden können.

Ähnlich verfährt die Leber mit körpereigenen Substanzen, so etwa mit nicht (mehr) benötigten Östrogenen, Steroid- und Schilddrüsenhormonen oder mit überalterten beziehungsweise defekten Körperzellen. Oder aber sie »recycelt« verbrauchte Stoffe in wieder verwertbare Substanzen.

DER FIRST-PASS-EFFEKT

Durch ihre Einbindung in den Pfortaderkreislauf filtert beziehungsweise verstoffwechselt die Leber alle Stoffe, die vom Verdauungstrakt kommen. Auch vor Arzneistoffen macht sie nicht halt.

Dadurch können Medikamente erheblich an Wirkung einbüßen, etwa weil sie von der Leber zu stark »bearbeitet« und dann ausgeschieden werden, bevor sie wirken können. Um diesen sogenannten First-Pass-Effekt zu vermeiden, werden einige Arzneimittel am Magen-Darm-Trakt vorbei, zum Beispiel als Spritze oder Spray, verabreicht.

Bunkern, verteilen ...

Die Leber ist unser Vorratsorgan: In ihren winzig kleinen Speicherkammern bunkert sie viele überzählige Nährstoffe aus dem Blut, um sie sofort abzugeben, wenn sie irgendwo im Körper gebraucht werden. So wandelt sie zum Beispiel nach einer kohlenhydratreichen Mahlzeit überschüssigen Blutzucker zu Glykogen, der Speicherform des Zuckers, um. Wird im Körper wieder Glukose benötigt, öffnet die Leber ihr Depot und bildet umgehend aus Glykogen Glukose. Denn nur aus Glukose können Gehirn, Nerven oder Muskeln ihre Energie gewinnen. Reicht der Glykogenvorrat nicht aus, um den Energiebedarf zu decken, bildet die Leber aus Eiweißbausteinen (Aminosäuren) und Fettabbauprodukten energieliefernde Glukose und schleust sie in den Organismus – das nennt man Glukoneogenese. Sind die Glykogenspeicher dagegen voll und es befindet sich noch Glukose im Blut, dann wandelt die Leber diese in Fett um. Außerdem speichert die Leber das Fett, das mit dem Essen aufgenommen wurde, sowie die fettlöslichen Vitamine A, D, E und K, das wasserlösliche Vitamin B_{12} und Folsäure oder so wichtige Mineralstoffe wie Eisen, Mangan, Zink und Kupfer.

EIWEISSFABRIK LEBER

Die Leber stellt die meisten der im Blut benötigten Eiweißkörper her, so zum Beispiel Albumin, Akute-Phase-Proteine und Blutgerinnungsfaktoren. Häufiges Nasenbluten könnte deshalb ein Hinweis auf eine Leberschwäche sein.

... und selbst produzieren

Die Leber speichert jedoch nicht nur, sondern sie produziert auch selbst, allen voran wichtige Eiweiße. Hierfür zerlegen die Leberzellen Proteine aus der Nahrung in ihre Einzelbausteine und setzen sie dann zu körpereigenen Eiweißen wie Enzymen, Antikörpern oder Blutgerinnungsfaktoren, die das Blut bei einer Verletzung gerinnen lassen, zusammen. Dies ist auch der Grund, weshalb der Arzt bei einer plötzlich aufgetretenen Blutungsneigung oft mithilfe verschiedener Untersuchungen einen Leberschaden ausschließt.

Darüber hinaus produziert die Leber Eiweiße für den Transport von Fetten oder von Hormonen im Blut sowie einen Großteil des körpereigenen Cholesterins **(siehe Seite 21)**, das dann zur Bildung der Gallenflüssigkeit **(siehe Seite 24)** verwendet wird.

Außerdem baut sie aus den Aminosäuren auch noch täglich etwa zwölf Gramm Albumin auf, den Haupteiweißbestandteil des Blutplasmas. Albumin bringt im Körper wasserunlösliche Stoffe an ihren jeweiligen Zielort. Es kann Wasser binden, ist für den Gewebedruck unerlässlich und hält die Flüssigkeitsverteilung zwischen Blut und Gewebe konstant. Fehlt Albumin, kommt es zu Wassereinlagerungen im Gewebe (Ödeme).

CHOLESTERIN – EINE LEBENSWICHTIGE SUBSTANZ

Der Fettstoff Cholesterin ist für uns so wichtig, dass er vom Körper, allen voran von der Leber, zu drei Vierteln selbst hergestellt wird; der Rest wird über die Nahrung (hauptsächlich über tierische Fette) aufgenommen.

Tatsächlich würde die Cholesterinproduktion des Körpers ausreichen, um den eigenen Bedarf zu decken – selbst dann, wenn wir uns komplett cholesterinfrei ernähren würden.

Cholesterin ist nicht nur für die Bildung des Gallensafts (**siehe Seite 24**), sondern auch als Ausgangsstoff für Hormone wie Testosteron, Östrogen oder Cortisol sowie für Vitamin D_3 unverzichtbar. Zudem ist es eine wichtige Bausubstanz für die Zellwände und Nervenfasern.

Wie alle Fette ist Cholesterin kaum wasserlöslich. Deshalb wird es für den Transport im Körper an spezielle Eiweißteilchen, die Lipoproteine, gebunden.

Die bekanntesten Lipoproteine sind LDL (Low Density Lipoprotein), das eine niedrige Dichte hat und einen Großteil des Cholesterins von der Leber zu den weiter entfernten Körperzellen bringt, und HDL (High Density Lipoprotein), das eine hohe Dichte hat und Cholesterin aus den Körperzellen zurück zur Leber transportiert. Diese beiden Lipoproteine spielen bei der Diagnostik und Therapie von Fettstoffwechstörungen, aber auch in der Prävention und Behandlung von Herz-Kreislauf-Erkrankungen eine besonders wichtige Rolle.

»Gutes« und »schlechtes« Cholesterin: Dass HDL auch als »gutes«, LDL dagegen als »schlechtes« Cholesterin bezeichnet wird, hat viel mit der Wirkung zu tun, die die beiden Lipoproteine auf unsere Blutgefäße haben können. Bei einem Überangebot im Blut lagert sich nämlich LDL-Cholesterin an den Innenwänden der Arterienwände ein und leistet so der Entstehung einer Arteriosklerose Vorschub. Natürlicher Gegenspieler des LDL-Cholesterins ist das HDL-Cholesterin, welches das LDL-Cholesterin, das sich an die Arterienwände angeheftet hat, aufnimmt und abtransportiert. Zwar weisen neuere Untersuchungen darauf hin, dass auch Menschen, die hohe HDL-Werte aufweisen, Herz-Kreislauf-Krankheiten erleiden können. Personen mit erniedrigten HDL-Konzentrationen wird jedoch weiterhin ein deutlich erhöhtes Arterioskleroserisiko zugeschrieben.

Partner des Immunsystems

Was nur wenige wissen: Das erste Organ, das den Embryo mit Blut und Immunzellen versorgt, ist die Leber. Und kaum ist das Baby auf der Welt, unterstützt sie dessen Immunsystem im Abwehrkampf gegen Krankheitserreger. So stellt die Leber zum Beispiel umgehend sogenannte Akute-Phase-Proteine zur Verfügung, um Eindringlinge zu eliminieren, wenn im Körper eine Entzündungsreaktion in Gang gesetzt wird. Prominentester Vertreter ist das C-reaktive Protein (**siehe CRP-Wert,**

rechts und Seite 119): Zum einen bindet sich CRP selbst an eingedrungene Erreger, zum anderen leitet es wichtige Schritte der Immunabwehr ein. Je früher CRP in Aktion tritt, desto besser. Deshalb stellen die Leberzellen den Eiweißstoff bereits in den ersten Stunden nach Beginn einer Infektion bereit. Wie eng Immunsystem und Leber miteinander verknüpft sind, zeigt sich auch daran, dass wir anfällig für Infekte werden, wenn die Leber nicht mehr ausreichend in der Lage ist, Bakterien, Viren oder Schadstoffe zu filtern und zu eliminieren. Deshalb profitiert immer auch das Immunsystem von einer Entgiftungs- und Reinigungskur der Leber und ist nun (wieder) schlagkräftig genug, den Abwehrkampf gegen Krankheitserreger für sich zu entscheiden. Ebenso sieht die ganzheitliche Therapie von Autoimmunerkrankungen eine gezielte Stärkung der Leber vor.

Abfallentsorgung auf zwei Wegen

Die Abfallprodukte, die bei den Stoffwechselprozessen anfallen, sind zum Teil in Wasser löslich, zum Teil in Fett. Die wasserlöslichen Stoffe gibt die Leber ins Blut ab. Über die Blutbahn werden diese weiter zu den Nieren befördert, die dafür sorgen, dass sie den Organismus – in Urin gebunden – möglichst rasch verlassen. Abbaustoffe mit einer schlechten Wasserlöslichkeit beziehungsweise solche, die nur in Fett löslich sind, gelangen – gebunden in der Gallenflüssigkeit – über das Gallengangsystem in den Darm, wo sie mit dem Stuhl ausgeschieden werden.

WEG MIT DEM AMMONIAK!

Auch der Körper selbst produziert im Rahmen der Stoffwechselprozesse Gifte, die er schleunigst wieder loswerden muss. So fällt zum Beispiel beim Abbau von Eiweißbausteinen

HEPATOZYTEN – AKTIVPOSTEN DER LEBER

Die Leber (griechisch *hepar*) gliedert sich in den rechten großen und den linken kleineren Leberlappen (**siehe Seite 11**). Die Leberlappen sind in bis zu 100 000 Funktionseinheiten – die Leberläppchen – unterteilt. Ein Leberläppchen hat eine Größe von maximal zwei Millimetern, ist sechseckig und enthält rund drei Millionen etwa 20 bis 30 Mikrometer große, ringförmig gruppierte Leberzellen, die Hepatozyten genannt werden. Diese haben meist mehrere Zellkerne und sind in Strängen, den Leberzellbalken, angeordnet. Die Hepatozyten machen etwa 80 Prozent des Lebervolumens aus. In Ihnen spielen sich all die hochkomplexen zentralen Funktionen des Stoffwechsels für den Körper wie die Bereitstellung von lebensnotwendigen Substanzen (Eiweiße, Aminosäuren, Fette, Glukose, Gallenflüssigkeit), der Abbau von Stoffwechselprodukten und die Entgiftung von Fremdstoffen durch Abbau und Vorbereitung für die Ausscheidung über die Galle oder durch die Nieren statt.

(Aminosäurestoffwechsel) giftiges Ammoniak an, das in hoher Konzentration schwere Schäden an Nervenzellen, insbesondere im Gehirn, verursacht. Die Leber vermag Ammoniak in ungiftigen Harnstoff umzuwandeln, der dann über die Nieren ausgeschieden wird. Gelingt es der Leber allerdings nicht mehr, Ammoniak und andere toxische Substanzen ausreichend abzubauen und dadurch den Körper zu entgiften, dann gelangen diese Substanzen ungefiltert ins Gehirn und es entwickelt sich ein Leberkoma (hepatisches Koma) **(siehe Seite 120)**, das mit massiver Zerstörung von Leberzellen einhergeht und häufig zum Tod des Patienten führt.

AUS HÄMOGLOBIN WIRD BILIRUBIN

Weniger giftig, aber für den Körper unbrauchbar ist Bilirubin, das Abbauprodukt des Hämoglobins. Letzteres verleiht dem Blut seine rote Farbe und ist als wichtigster funktioneller Bestandteil der roten Blutkörperchen (Erythrozyten) für den Transport von Sauerstoff über das gesamte Blutgefäßsystem zuständig.
Der Abbau des Hämoglobins zu Bilirubin beginnt bereits in der Milz. In der Leber erfolgen dann die entscheidenden Schritte, um den für den Körper nun funktionslosen Stoff endgültig hinausbefördern zu können. Vor allem wird hier aus der wasserunlöslichen Substanz (Hämoglobin) eine wasserlösliche Substanz (Bilirubin). Diese mischt die Leber nun der Gallenflüssigkeit bei und schickt sie

DER CRP-WERT

Das CRP (C-reaktives Protein) ist ein wichtiger Abwehrstoff im Blut, der bei entzündlichen Prozessen im Körper gebildet wird. Sein oberer Grenzwert ist < 5,0 Milligramm pro Liter. Liegt der bei einer Blutuntersuchung ermittelte Wert darüber, weist dies auf eine Entzündung hin. Dann wird der Arzt weitere Untersuchungen veranlassen.

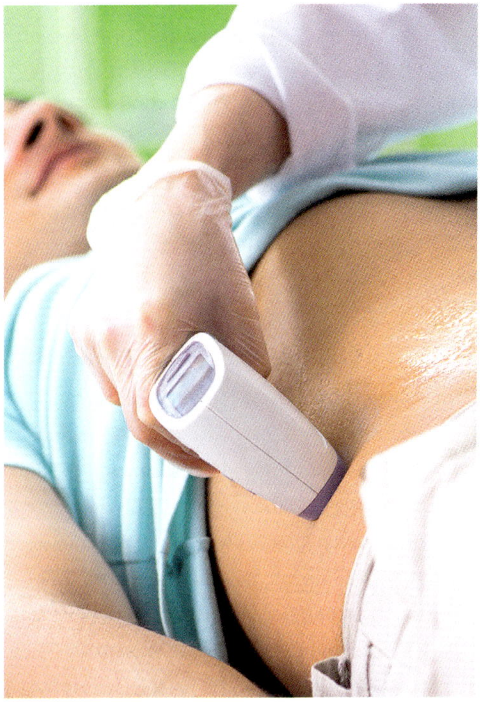

Leber, Gallenwege und Bauchspeicheldrüse werden beim Ultraschall zusammen in einer Sitzung untersucht.

über das Gallengangsystem weiter in den Darm, wo der überwiegende Teil mit dem Stuhl ausgeschieden wird; der Rest (ungefähr ein Prozent) gelangt auf dem Blutweg zu den Nieren und wird dann mit dem Harn ausgeschieden. Wenn die Ausscheidungsfunktion der Leber beeinträchtigt ist, kann in der Folge die Bilirubinkonzentration im Blut so stark ansteigen, dass sich der gelbe Farbstoff in den Geweben ablagert, allen voran in der Haut, den Schleimhäuten und im Weiß der Augen (Lederhaut, Sklera). Bei einem sehr hohen Bilirubinspiegel im Blut nehmen letztlich alle inneren Organe eine gelbe Farbe an. Jetzt spricht der Arzt von Gelbsucht oder Ikterus (**siehe Seite 33 f.**). Die Gelbsucht ist das Leitsymptom vieler Lebererkrankungen, die mit einer Schädigung der Leberzellen oder einem gestörten Gallenabfluss einhergehen, etwa infolge eines Gallensteins.

GALLENSAFT FÜR EINE GUTE FETTVERDAUUNG

Jeden Tag produzieren die Leberzellen aus Cholesterin bis zu einen Liter gelben Gallensaft (Galle), der die Fette in der Nahrung verdaulich macht. Wichtigste Bestandteile des Gallensafts sind neben Wasser, Elektrolyten, Cholesterin und Bilirubin (**siehe Seite 23**) die Gallensäuren. Sie sorgen dafür, dass sich die Nahrungsfette mit dem wässrigen Darminhalt vermischen (emulgieren) und so von Enzymen (Lipasen) in feinste Bestandteile zerlegt werden können, bis sie winzig genug sind, um durch die Darmwand in den Blutkreislauf überzugehen.

Ein weiterer Pluspunkt: Gallensäuren können immer wieder neu eingesetzt werden. Bis zu 90 Prozent der Gallensäuren werden im Dünndarm resorbiert (wieder aufgenommen) und dann über die Pfortader zurück in die

VON »CHOLE« ZU »CHOLERIKER«

Der griechische Arzt Hippokrates (460–377 v. Chr.) zählte in seiner Säftelehre (**siehe Seite 121**) neben Blut und Schleim auch die gelbe und schwarze Galle (altgriechisch *chole*) zu den Körpersäften. Daraus leitete die Volksmedizin die Vorstellung ab, dass es einen Zusammenhang zwischen der individuellen Mischung der vier Säfte und der jeweiligen Wesensart eines Menschen gibt. So haben beispielsweise Personen, die zum Jähzorn neigen, einen Überschuss an gelber (saurer) Galle (»Choleriker«); Menschen mit zu viel »schwarzer« Galle neigen dagegen zu Melancholie. Auch die moderne Naturheilkunde geht inzwischen davon aus, dass eine gestörte Gallensaftproduktion infolge einer schwachen oder überforderten Leber die Gefühlslage verändern kann: Es können nicht mehr genügend Nährstoffe aufgenommen werden, sodass mit der Zeit Vitamine und wichtige Mineralstoffe fehlen – Müdigkeit und Erschöpfung sowie eine melancholische Gemütsverfassung sind die Folgen.

Leber geführt, wo sie erneut für die Gallensaftproduktion zur Verfügung stehen. Diese Recycling-Strategie nennen die Mediziner enterohepatischen Kreislauf. Dadurch wird die Leber entlastet, da sie nicht ständig neue Gallensäuren bilden muss.
Die Galle sorgt aber auch dafür, dass essenzielle Stoffe, die wie zum Beispiel Cholesterin oder Vitamin A nicht wasserlöslich sind, so »präpariert« werden, dass sie vom Blut transportiert werden können.
Außerdem fungiert die Gallenflüssigkeit selbst als Transportmedium: Wasserunlösliche Abbauprodukte des Stoffwechsels, überschüssiges Cholesterin oder Medikamente werden durch die Gallenflüssigkeit gebunden, um sich dann mit ihr – via Darm – aus dem Körper zu verabschieden.

Gallenblase – die Vorratskammer der Galle

Ein Großteil der Galle wird von der Leber über den Gallenblasengang, einen kleinen Seitengang des Gallengangs, in die Gallenblase geleitet, wo sie erst einmal eingedickt (und grün) wird.
Die Gallenblase speichert die Galle nun so lange, bis wir anfangen zu essen. Dann zieht sie sich kurz zusammen – und schon gelangt der Gallensaft über den Gallengang zur Fettverdauung in den Zwölffingerdarm. Dieser Gallengang ist Teil eines Kanalsystems, zu dem sowohl Gänge innerhalb als auch außerhalb der Leber gehören.

GALLENSTEINE

Liegen im Gallensaft hohe Konzentrationen an Cholesterin und niedrige Konzentrationen an Gallensalzen vor, wird die Bildung von Gallensteinen begünstigt. Das Risiko, Gallensteine zu entwickeln, nimmt ab dem 40. Lebensjahr deutlich zu. Frauen sind häufiger betroffen als Männer. Weitere Risikofaktoren sind starkes Übergewicht, Bewegungsmangel und Diabetes.

Verzweigte Gallengänge

Wenn die Leber Galle freisetzt, fließt diese zunächst von den Leberzellen in die Gallenkanälchen und von dort zur Läppchenoberfläche, wo sich weitere kleine Gallengänge anschließen, die zwischen den feinen Leberläppchen liegen. Aus ihnen werden im weiteren Verlauf immer größere Sammelgefäße, die dann in den linken bzw. rechten Lebergang münden. Diese wiederum vereinigen sich an der Leberpforte zum gemeinsamen Lebergang. Nächste Station ist der Gallenblasengang, der die Verbindung zur Gallenblase herstellt. Von da ab beginnt der eigentliche Gallengang. Er durchquert den Kopf der Bauchspeicheldrüse und mündet an der Vater-Papille mit dem Ausführungsgang der Bauchspeicheldrüse in den Zwölffingerdarm – den Zielort des Gallensafts.

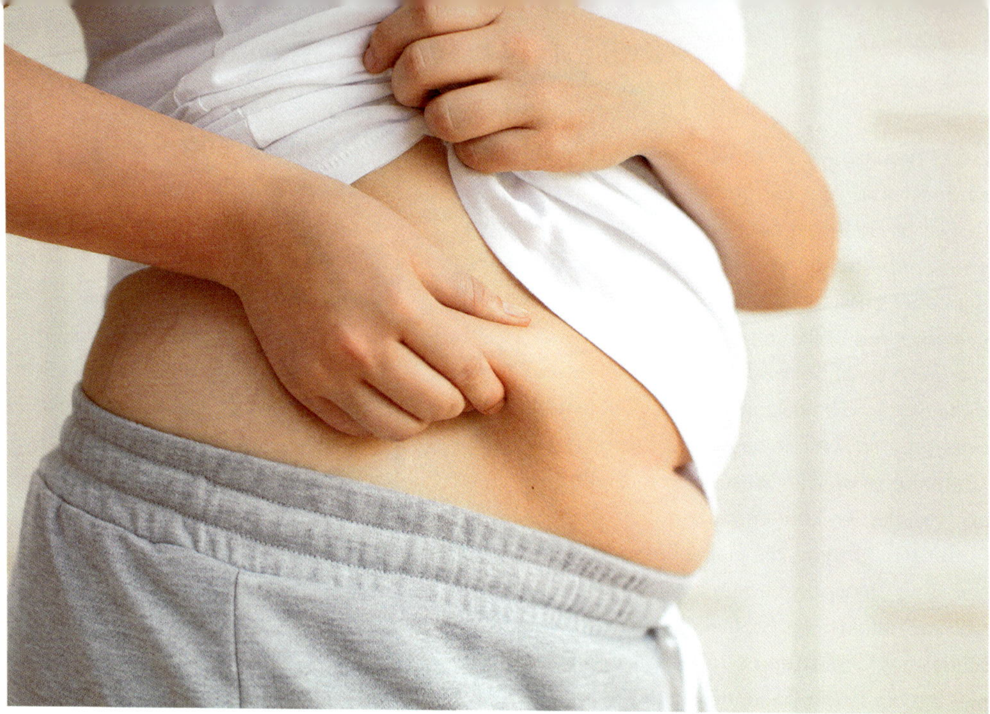

VOM UNSPEZIFISCHEN SYMPTOM ZUR ERKRANKUNG

Oft sind es äußere Einflüsse, die die Gesundheit der Leber bedrohen: Krankheitserreger wie Viren, aber auch Zellgifte wie Alkohol, Tabak, bestimmte Medikamente und Chemikalien oder der Verzehr von schimmelpilzbelasteten Nahrungsmitteln können dazu führen, dass das eigentlich enorm widerstandsfähige Organ nicht nur eine Funktionsstörung entwickelt, sondern dass es irreparabel geschädigt wird. Demgegenüber sind Lebererkrankungen, bei denen die Leberzellen von der körpereigenen Abwehr angegriffen und zerstört werden, oder leberschädigende Stoffwechselerkrankungen eher selten. Egal welche Lebererkrankung vorliegt: Wichtigstes Hilfsmittel zur Diagnose ist eine Blutuntersuchung, die meist auch gleich Hinweise auf Art und Ausmaß der Erkrankung liefert.

KRANKE LEBER? DAS BLUT GIBT AUSKUNFT!

Ob sich bei Ihrer Leber eine Funktionsstörung anbahnt, lässt sich bereits mithilfe einer einzigen Blutuntersuchung ermitteln. Sind die Leberzellen angeschlagen, setzt die Leber nämlich bestimmte Enzyme frei, die dann ins Blut gelangen. Je nachdem, welches Enzym vermehrt im Blut auftritt und wie hoch sein dort gemessener Wert ist, können vom Arzt Rückschlüsse auf Art und Schwere der Erkrankung gezogen werden.
Allerdings lässt sich eine Leberentzündung anhand der Bestimmung der Leberwerte (**siehe Seite 27**) häufig nicht zweifelsfrei feststellen: Bei manchen Erkrankten sind die Leberwerte völlig unauffällig.

Erhöhte Leberwerte müssen abgeklärt werden!

Ein erhöhter Leberwert, vor allem der GPT-Wert, ist immer ein Alarmsignal. Deshalb wird Ihnen der Therapeut in diesem Fall zu weiteren Untersuchungen raten, um die Ursachen abzuklären. Je nach Fragestellung können weitere Blutwerte herangezogen werden, zum Beispiel Bilirubin (**siehe Seite 23**) oder der Quick-Wert (**siehe Seite 121**). Mit Letzterem lässt sich abklären, ob die Leber (noch) leistungsfähig genug ist, ausreichend Gerinnungsfaktoren bereitzustellen.
Gibt es Hinweise auf eine Virushepatitis, werden zusätzlich Antikörper im Blut bestimmt. Bei Verdacht auf Leberkrebs kann das Alpha-1-Fetoprotein (AFP) als Tumormarker (**siehe Seite 118**) gemessen werden, allerdings weist AFP auch während der Schwangerschaft erhöhte Werte auf.

Ultraschalluntersuchung von Leber und Gallenblase

Bei erhöhten Leberwerten erfolgt in der Regel eine Untersuchung der Leber, Gallenblase und der Gallengänge mithilfe von Ultraschallwellen. Auf diese Weise können etwa Abweichungen der Echogenität (Intensität, in der sich ein Organ bei einer Sonografie abzeichnet), Größe oder Struktur der genannten Organe sowie Zysten, Verfettungen, Erweiterung der Gallengänge, Gallensteine, Anzeichen für einen Pfortaderhochdruck und Raumforderungen aufgedeckt werden. Mitunter wird zusätzlich ein Kontrastmittel eingesetzt, um das zu untersuchende Gewebe besser von den umgebenden Strukturen abgrenzen zu können. Auch die Entnahme einer Gewebeprobe aus der Leber (Leberbiopsie), etwa zur Abklärung eines verdächtigen Knotens oder des Stadiums einer Leberzirrhose, erfolgt ultraschallgestützt.

BILIRUBIN ERHÖHT

Bilirubin ist im Blut erhöht, wenn die Leber geschädigt ist und / oder wenn der Gallenabfluss blockiert ist. Weitere Ursachen können zum Beispiel erbliche Blutkrankheiten sein.

DIE WICHTIGSTEN LEBERWERTE

Wenn der Arzt Ihre Leberwerte überprüft, kontrolliert er die vier unten genannten Enzyme. Ist eines oder sind mehrere dieser Enzyme höher als der Normwert, kann eine Funktionsstörung oder Erkrankung der Leber die Ursache sein.

ALANIN-AMINOTRANSFERASE (ALT ODER ALAT), AUCH GLUTAMAT-PYRUVAT-TRANSAMINASE (GPT) GENANNT

Funktion: Beteiligung am Eiweißabbau in der Leber
Normalwert bei Frauen: bis 35 U / l
Normalwert bei Männern: bis 50 U / l
Voraussetzung für erhöhten Wert: zum Beispiel akute oder chronische Lebererkrankung; Schädigung der Leber (etwa durch Alkoholkonsum)

ASPARTAT-AMINOTRANSFERASE (AST), AUCH GLUTAMAT-OXALACETAT-TRANSAMINASE (GOT) GENANNT

Funktion: Beteiligung am Eiweißabbau in der Leber
Normalwert bei Frauen: bis 35 U / l
Normalwert bei Männern: bis 50 U / l
Voraussetzung für erhöhten Wert: zum Beispiel akute oder chronische Lebererkrankung; Schädigung der Leber (Alkohol)

GAMMA-GLUTAMYLTRANSFERASE (GAMMA-GT, GGT)

Funktion: unter anderem Schutz der Zellhüllen vor oxidativer Zerstörung
Normalwert bei Frauen: unter 40 U / l
Normalwert bei Männern: unter 60 U / l
Voraussetzung für erhöhten Wert:
zum Beispiel akute oder chronische Virushepatitis; akute Alkoholhepatitis; Fettleber

ALKALISCHE PHOSPHATASE (AP)

Funktion: setzt unter anderem bei alkalischem pH-Wert des Bluts Phosphate aus Verbindungen mit anderen Substanzen frei
Normalwert bei Frauen: 35–105 U / l
Normalwert bei Männern: 40–130 U / l
Voraussetzung für erhöhten Wert: Gallenwegerkrankung, Gallenstau; Virushepatitis

GESAMT-BILIRUBIN (T-BIL)

Funktion: Abbauprodukt vor allem des roten Blutfarbstoffs
Normalwert bei Frauen: unter 1,2 mg/dl
Normalwert bei Männern: unter 1,2 mg/dl
Voraussetzung für erhöhten Wert:
zum Beispiel Leberentzündung, Leberzirrhose, Fettleber; Verlegung des Gallengangs

WEITERE UNTERSUCHUNGS-METHODEN

Lässt sich mit Ultraschall keine eindeutige Diagnose ermitteln, kommen weitere bildgebende Verfahren in Betracht.

- Computertomographie oder Kernspintomographie: Bei diesem Verfahren werden mithilfe von Röntgenstrahlen detaillierte Schichtaufnahmen der zu untersuchenden Körperregionen beziehungsweise Organe angefertigt. Das Körperinnere wird als dreidimensionale Abbildung dargestellt. Mit der Computertomographie kann zum Beispiel die exakte Ausbreitung eines Lebertumors ermittelt werden.
- Endoskopisch retrograde Cholangiographie (ERC): Darunter versteht man eine sehr genaue Röntgenuntersuchung. Mit dieser Methode lassen sich die Gallengänge und die Gallenblase präzise darstellen und auf Steine sowie Verengungen als Folge einer Entzündung oder auf möglicherweise vorhandene Tumoren untersuchen.
- Endoskopisch retrograde Cholangiopankreatikographie (ERCP): Dies ist eine Kombination aus endoskopischer und Röntgenkontrastuntersuchung der Gallenwege und des Bauchspeicheldrüsengangs. Über den Mund wird ein Endoskop (das ist ein Instrument zur Untersuchung von Körperhöhlen) in den Zwölffingerdarm geschoben, in den die Gallen- und Bauchspeicheldrüsengänge münden (**siehe Seite 10**). Nach Einspritzen eines Kontrastmittels in die Gänge wird eine Röntgenaufnahme gemacht. Wie bei der ERC lassen sich in den Gallengängen oder der Gallenblase Steine, entzündliche Verengungen oder Tumoren darstellen, bei der ERCP kann auch gleich operiert werden.
- Magnetresonanz-Cholangiopankreatikographie (MRCP): Mit dieser Variante der ERCP werden die Gallenwege, der Bauchspeicheldrüsengang und die Leber kernspintomographisch mittels Gabe von nicht jodhaltigem Kontrastmittel untersucht, zum Beispiel um eine chronische Entzündung der Gallenwege abzuklären. Das Verfahren dient ausschließlich diagnostischen Zwecken.

FETTLEBER – DIE HEIMLICHE VOLKSKRANKHEIT

Die meisten Menschen denken bei einer Leberentzündung an das Hepatitis-Virus B oder A, vielleicht auch an den Virentyp C, der 1989 entdeckt wurde. Aktuelle Statistiken zeigen jedoch: Nicht heimtückische Krankheitserreger, sondern unser Lebensstil ist inzwischen der häufigste Grund für eine chronische Leberentzündung, allen voran unsere Vorliebe für Alkohol und eine fett- beziehungsweise kohlenhydratreiche Kost, aber auch unsere Abneigung, uns regelmäßig sportlich zu betätigen.

Wenn man mehr Kalorien zu sich nimmt, als der Körper benötigt, bunkert der Organismus

die beim Abbau von (zu viel) Fetten, Kohlenhydraten und Eiweißen entstehende überschüssige Energie in den Zellen seines Fettgewebes. Unausweichliche Folge: Man nimmt zu.
Die beste Möglichkeit, diese Fettdepots wieder abzubauen, ist körperliche Aktivität in Form von Ausdauersport (**siehe Seite 81**). Bei vielen Menschen macht die für die Bewegung eingesetzte Energie allerdings kaum mehr als 25 Prozent ihres Gesamtenergieumsatzes aus – schuld sind zu wenig Bewegung im Beruf und zu wenig Sport in der Freizeit.
Die Folgen sind typische Wohlstandsleiden wie ausgeprägte Fettpolster, vor allem im Bauchraum (viszerales Bauchfett), Störungen des Zucker- und Fettstoffwechsels und Bluthochdruck. Dieses fatale Quartett nennen Mediziner »metabolisches Syndrom« (**siehe Seite 31**). Bis Anfang der 1960er-Jahre war es weitgehend unbekannt. Heute gehört es zu den wichtigsten Risikofaktoren für einen Typ-2-Diabetes, Arteriosklerose, eine Herz-Kreislauf-Erkrankung, die bis zum Schlaganfall oder Herzinfarkt führen kann, und für eine Fettleber (*Steatosis hepatis*). Besonders oft sind 55- bis 75-Jährige von einer Fettleber betroffen. Aber auch bei übergewichtigen Kindern lautet die Diagnose inzwischen immer häufiger: Fettleber.

NICHT NUR FETT

Eine nicht-alkoholische Fettleber können auch Mangelernährung, angeborene Stoffwechselerkrankungen wie die Kupferspeicherkrankheit (Wilson-Krankheit), Medikamente und Umweltgifte (etwa Dämpfe aus Ölen) hervorrufen.

Nicht-alkoholische Fettleber

Liegt ein metabolisches Syndrom vor, wird die Leber gleich von verschiedenen Seiten unter Druck gesetzt, so etwa von den frei zirkulierenden Fettsäuren im Blut (Fettstoffwechselstörung!), die nicht mehr in die überfüllten Fettzellen des Bauchfetts passen (bauchbetontes Übergewicht!), oder von einer verringerten Empfindlichkeit der Leber- und Muskelzellen gegenüber dem Blutzuckerhormon Insulin (**siehe Insulinresistenz, Seite 119**), die typisch für einen (beginnenden) Typ-2-Diabetes ist. Beide Faktoren verstärken sich gegenseitig in ihrer ungünstigen Wirkung auf die Leber, sodass schließlich immer größere Mengen an Fett in die Leberzellen eingelagert werden.
Gelangen mehr Fette (vor allem Triglyzeride **siehe Seite 121**) in die Leber, als von dieser abgebaut oder abtransportiert werden können, geraten die Leberzellen unter Stress und fahren ihre Stoffwechseltätigkeit zurück. Zudem drosseln sie auch, wie Wissenschaftler der gemeinsamen Forschungsabteilung »Molekulare Stoffwechselkontrolle« des Deutschen Krebsforschungszentrums, des Zentrums für Molekulare Biologie der Universität

METABOLISCHES SYNDROM – DIE RICHTWERTE

Nach den Vorgaben des National Cholesterol Education Program (NCEP) der American Heart Association besteht ein metabolisches Syndrom, wenn mindestens drei der folgenden fünf Kriterien erfüllt sind:

- Bauchbetonte Fettverteilung (Bauchumfang größer als 102 Zentimeter bei Männern, größer als 88 Zentimeter bei Frauen)
- Triglyzeride (**siehe Seite 121**) von 150 mg / dl oder mehr
- HDL-Cholesterin (**siehe Seite 21**) von weniger als 40 mg / dl bei Männern bzw. weniger als 50 mg / dl bei Frauen
- Blutdruck von 130 / 85 mmHg oder mehr
- Nüchternblutzucker (**siehe Seite 121**) von 100 mg / dl oder mehr (oder ein nachgewiesener Typ-2-Diabetes)

Laut der Deutschen Adipositas-Gesellschaft ist das Risiko bereits erhöht, wenn der Taillenumfang von Frauen über 80 und der von Männern über 88 Zentimeter liegt. Gemäß der Deutschen Gesellschaft für Kardiologie – Herz- und Kreislaufforschung e. V. geht ein Taillenumfang von über 94 Zentimeter bei Männern bzw. von über 80 Zentimeter bei Frauen mit einem erhöhten Risiko einher.

Heidelberg und des Universitätsklinikums im April 2011 herausgefunden haben, die Produktion eines wichtigen Regulationsproteins (Ko-Aktivator TBL1). Das hat den Effekt, dass die Leber noch weniger Fett verbrennt und stattdessen noch mehr Fettmoleküle einlagert. Dieser Teufelskreis führt direkt in eine nicht-alkoholische Fettleber, für die nicht der übermäßige Konsum von Alkohol, sondern ein Überangebot an Fett verantwortlich ist.

ÜBERSCHWERES ORGAN

Lautet die Diagnose »Fettleber«, sind bereits mehr als 50 Prozent der Leberzellen verfettet. Die Leber hat mächtig an Größe und Gewicht zugenommen – im Extremfall ist sie doppelt so schwer wie eine gesunde Leber. In diesem Stadium muss man damit rechnen, dass viele der mit Fett überladenen Leberzellen geschädigt sind. Dies kann sogar eine Entzündung zur Folge haben – der Arzt spricht dann von einer Fettleberentzündung (Steatohepatitis, **siehe Seite 121**). Wird dieser Prozess nicht gestoppt, droht über kurz oder lang das nächste Stadium: eine Leberzirrhose (**siehe Seite 36 f.**).

Anders als die Fettleber und bis zu einem gewissen Grad auch die Fettleberentzündung ist eine Leberzirrhose mit irreparablen Schäden des Lebergewebes verbunden.

So weit sollte man es auf gar keinen Fall kommen lassen: Wenn Sie die Gebote einer lebergesunden Ernährungs- und Lebensweise (**siehe ab Seite 85**) beherzigen und umgehend Wurst, Weißbrot und Wein vom wöchentlichen Speiseplan streichen, stehen die

VORSICHT MIT MEDIKAMENTEN!

Leiden Sie an einer alkoholischen Fettleber, dann sollten Sie neben dem Verzicht auf Alkohol auch mit Medikamenten vorsichtig sein. Auf keinen Fall dürfen Sie jedoch die Medikamente eigenmächtig absetzen. Lassen Sie sich von Ihrem Arzt oder Heilpraktiker beraten.

Chancen gut, dass sich eine verfettete Leber auf ihre ausgezeichnete Regenerationsfähigkeit besinnt und bald wieder zu neuen Höchstleistungen fähig ist.

Alkoholische Fettleber

Alkohol ist ein Zellgift. Er ruft eine Fettleber hervor, indem er die Leberzellen direkt schädigt. Muss die Leber anhaltend Alkohol abbauen, sterben die Zellen ab, ohne dass sie ersetzt werden können. Pro Stunde kann die Leber etwa ein Gramm Alkohol je zehn Kilogramm Körpergewicht verarbeiten. Und da sie den Alkoholabbau stets vorrangig behandelt, ist die Leber bei langjährigem Alkoholkonsum praktisch rund um die Uhr damit beschäftigt. Andere Stoffwechselfunktionen, etwa die Verdauung von Fett, kann sie nicht mehr übernehmen. Das Fett bleibt buchstäblich liegen und lagert sich in den Leberzellen an – eine Alkoholfettleber ist entstanden. Die möglichen Komplikationen entsprechen dann denen der nicht-alkoholischen Fettleber, also vor allem Entzündungen bis hin zur nicht mehr rückbildungsfähigen Leberzirrhose.

Lange Zeit keine Symptome

Eine Fettleber spürt man lange Zeit nicht. Erst bei einer deutlichen Vergrößerung kann es sein, dass sich die Leberkapsel mit Druckschmerzen meldet oder dass man sich müde und schlapp fühlt (**siehe Seite 14**). Anders ist das bei einer schweren Leberentzündung: In diesem Fall können sich eine Gelbsucht (**siehe Seite 33 f.**) und andere Symptome einer Hepatitis entwickeln.
Meist wird eine Fettleber jedoch zufällig im Rahmen einer Routineuntersuchung anhand erhöhter Leberwerte festgestellt. Eine Untersuchung mittels Ultraschall offenbart dann eine vergrößerte Leber. Oft ist der Betroffene vollkommen überrascht, wenn die Diagnose plötzlich »Lebererkrankung« oder gar »chronische Leberentzündung« lautet.

GALLENSTEINE DURCH ZU VIEL CHOLESTERIN

Ein anderes typisches »Wohlstandsleiden« sind Gallensteine. Zwar sind an ihrer Entstehung oft auch die Gene schuld, doch Risikofaktor Nummer eins ist eine cholesterinreiche, ballaststoffarme Ernährung.
Auch Übergewichtige sind besonders gefährdet. Häufige Fastenkuren oder fettarme Diäten können ebenfalls zu Steinen führen. Da

während der Kur oder Diät kein Gallensaft nötig ist, verbleibt er länger in der Gallenblase – und dickt in der Folge ein. Hinzu kommt, dass durch den Abbau von Körperfett viel Cholesterin freigesetzt wird, das sich in der Galle anreichert. Dadurch steigt das Risiko einer Gallensteinbildung.

Gallensteine entstehen, indem Inhaltsstoffe der Gallenflüssigkeit auskristallisieren. An erster Stelle steht Cholesterin, in etwa 20 Prozent der Fälle bestehen die Steine aus Bilirubin (**siehe Seite 23**), noch seltener aus Kalziumsalzen. Diese Kristallablagerungen formen sich entweder in der Gallenblase oder im Gallengang zu festen Steinen, die dann den Abfluss der Galle blockieren können. Wandern die Gallensteine, kann auch die Bauchspeicheldrüse in Mitleidenschaft gezogen werden, es entsteht dann eine akute Bauchspeicheldrüsenentzündung. Außerdem sind Gallensteine die Hauptursache für eine Gallenblasen- oder Gallengangentzündung – und für eine Gallenkolik.

Von Gelbsucht bis zur Gallenkolik

Meist spürt der Betroffene nichts von seinen Gallensteinen; sie bleiben stumm. Es kann aber sein, dass er plötzlich den Sonntagsbraten und andere fette, gebratene Speisen oder auch Kaffee und kalte Getränke nicht mehr gut verträgt. Man spürt einen Druck im (rechten) Oberbauch, hat ein unangenehmes Völlegefühl und Blähungen. Verlegt ein Gallenstein den Gallengang, kommt es zu einer Gallenstauung in den Gallengängen, wodurch Bilirubin und andere gallenpflichtige Substanzen nicht in den Darm entsorgt werden können, sondern ins Blut übertreten. Die Folge ist eine Gelbsucht, der Urin färbt sich dunkel, der Stuhl hell. Außerdem juckt die Haut am ganzen Körper, weil sich unter anderem Gallensäuren vermehrt in der Haut abgelagert haben.

Verkeilt sich der Stein im Hals oder Ausführungsgang der Gallenblase, kommt es zur Gallenkolik mit heftigsten krampfartigen Schmerzen im Oberbauch, die häufig in den Rücken und in die rechte Schulter ausstrahlen. Lassen die Schmerzen plötzlich schlagartig nach, hat sich der Stein von selbst gelöst und ist in den Darm gewandert.

ERHÖHTES RISIKO FÜR DIE BILDUNG VON GALLENSTEINEN

Einige Medikamente erhöhen das Risiko für die Bildung von Gallensteinen, zum Beispiel clofibrathaltige Präparate zur Senkung eines erhöhten Triglyzeridspiegels.

Auch Menschen mit einer Leberzirrhose oder mit einer chronisch-entzündlichen Darmerkrankung (Crohn-Krankheit) sind gefährdet. Das Risiko, Gallensteine zu entwickeln, nimmt ab dem 40. Lebensjahr deutlich zu.

Wenn sich Gallenblase oder Gallengänge entzünden

Wenn Steine den Gallenabfluss stören, staut sich die Galle in der Gallenblase – sie entzündet sich. Oft heizen im weiteren Verlauf Darmbakterien, die aus dem Zwölffingerdarm über den Gallengang in die Gallenblase eingewandert sind und sich nun in der Galle vermehren, die Entzündungsreaktion weiter an. An eine Gallenblasenentzündung muss man denken, wenn Schmerzen im rechten Oberbauch heftiger werden und gürtelförmig in den Rücken ausstrahlen. Fast immer treten Brechreiz und Fieber, mitunter auch eine Gelbsucht auf.

Da die Gefahr besteht, dass die Gallenblasenentzündung Gallengänge und Bauchspeicheldrüse erfasst oder dass Erreger in die Blutbahn geraten und eine Blutvergiftung auslösen, gibt es zur operativen Entfernung der Gallenblase meist keine Alternative. Das gilt auch für Gallensteine, wenn diese zu Beschwerden geführt haben. Die früher übliche Auflösung von Gallensteinen mithilfe von Stoßwellen (extrakorporale Stoßwellen-Lithotripsie) oder Medikamenten wird heute nur sehr selten durchgeführt, etwa wenn sich kleine Gallensteine im Rahmen einer Schwangerschaft entwickelt haben.

Eine entzündete Gallenblase wird heute in der Regel endoskopisch, das heißt mittels eines flexiblen Sicht- und Operationsinstruments entfernt. Danach erfolgt meist eine Antibiotikatherapie.

GEFAHR VON KOMPLIKATIONEN

Lautet die Diagnose »Virushepatitis« oder gar »Leberzirrhose«, aber auch »Gallenblasenentzündung«, so ist die Schulmedizin gefragt: Zu groß ist die Gefahr, dass sich schwere Komplikationen entwickeln. Allerdings können bei vielen der im Folgenden aufgeführten Erkrankungen naturheilkundliche Begleitmaßnahmen (**siehe ab Seite 44**) den Heilungsprozess unterstützen.

VIRUSHEPATITIS

Ausgangspunkt ist eine Infektion der Leberzellen mit Hepatitis-Viren. In unseren Breiten spielen Viren mit den Bezeichnungen A, B, C und D die wichtigste Rolle (**siehe Seite 37**); das Hepatitis-E-Virus kommt vor allem in Asien, Afrika und Mexiko vor. Hepatitis-Viren gelangen über das Blut in die Leberzellen. Hierbei werden die Leberzellen entweder direkt zerstört (etwa durch Hepatitis-C-Viren), oder die Zerstörung der befallenen Leberzellen geht auf eine Immunreaktion des Organismus zurück. Das Abwehrsystem versucht, die Eindringlinge unschädlich zu machen beziehungsweise loszuwerden; dieser Mechanismus wird vor allem durch Hepatitis-B-Viren ausgelöst.

IN 5 SCHRITTEN ZUM LEBER-NORMALMASS

Spezielle Medikamente zur Behandlung einer Fettleber gibt es nicht. Wurde bei Ihnen eine Fettleber festgestellt, können Sie jedoch innerhalb weniger Wochen dafür sorgen, dass sie wieder auf Normalmaß schrumpft:

1. BAUEN SIE FETTPOLSTER AB!

Menschen mit einer Fettleber dürfen ihre Pfunde nur langsam purzeln lassen. Fastenkuren oder eine streng kalorienarme Diät können die Lebererkrankung verschlechtern, weil die kranke Leber dann vermehrt Fett abbauen beziehungsweise anfallende Abfallstoffe entgiften muss – das überlastet sie. Empfohlen wird deshalb eine Gewichtsreduktion um etwa zehn Prozent des Ausgangsgewichts über sechs Monate bzw. um 250 bis 500 Gramm Körpergewicht pro Woche. Verteilen Sie Ihr Essen auf mehrere kleine Portionen über den Tag. Fett- und / oder kohlenhydratreiche Mahlzeiten sollten Sie nach Möglichkeit vermeiden. Wichtig ist eine rohkostreiche Ernährung mit viel Obst und Gemüse.

2. STELLEN SIE DAS RAUCHEN EIN!

Regelmäßiger Tabakkonsum (auch Passivrauchen!) fördert die Entstehung einer Fettleber. Denn die Inhaltsstoffe im Tabakrauch regen die Leber zu einer gesteigerten Bildung von Fettsäuren an.

3. VERZICHTEN SIE AUF ALKOHOL!

Alkohol zählt zu den Genussmitteln, deshalb sollte er nur in Maßen genossen werden. Das gilt nicht nur für Menschen mit einer alkoholischen Fettleber! Lassen Sie sich ärztlich beraten, wenn Sie regelmäßig Alkohol trinken.

4. BEWEGEN SIE SICH MEHR!

Entschließen Sie sich dazu, regelmäßig Ausdauersportarten auszuüben (etwa Joggen, Schwimmen, Ergometer-Training). Moderate Bewegung im Ausdauerbereich unterstützt nachweislich die Regeneration einer Fettleber. Auf diese Weise bringen Sie nicht nur Ihr (Bauch-)Fett zum Schmelzen, sondern Sie erhöhen auch die Empfindlichkeit der Muskelzellen gegenüber Insulin.

5. FÜHREN SIE EINE VIERWÖCHIGE LEBERSCHUTZ-KUR DURCH!

Wie Sie dabei am besten vorgehen, erfahren Sie ab Seite 108. Besprechen Sie jedoch vorab mit Ihrem Arzt oder Heilpraktiker, wann Sie die Leber-Maßnahmen einleiten sollten.

Daran erkennt man sie

Eine Virushepatitis beginnt oft mit grippeähnlichen Symptomen, leichtem Fieber und Abgeschlagenheit. Ebenso sind vorübergehende Gelenkschmerzen, Magen-Darm-Beschwerden wie Appetitlosigkeit, Übelkeit, Durchfall und manchmal auch Oberbauchschmerzen typisch. Danach nisten sich die Viren in der Leber ein, was meist zu einer Vergrößerung der Leber, mitunter auch zu einer Gelbsucht (**siehe Seite 33 f.**) führt. Während die Formen Hepatitis A und E nach vier bis acht Wochen häufig von selbst ausheilen, kommt es bei Hepatitis B, C und D oft zum chronischen Verlauf. In diesem Fall ist das Risiko für eine Leberzirrhose (**siehe Seite 38 f.**) und auch für Leberkrebs erhöht. Die Betroffenen können andere infizieren (**siehe »Übertragungswege«, Seite 37**).

Als Medikamente kommen Interferone oder virushemmende Mittel (Virostatika) (**siehe Seiten 120 und 121**) infrage, die die natürliche Immunreaktion zur Abwehr von Viren steigern. Bei einer chronischen Hepatitis kann zudem eine phytotherapeutische Begleittherapie mit Präparaten aus Mariendistel, Schöllkraut und Artischocke die Leber unterstützen; auch eine homöopathische Behandlung (**siehe ab Seite 67**) kann helfen.

HEPATITIS E

Hepatitis E wird wie Hepatitis A hauptsächlich oral übertragen. Zudem können bestimmte Hepatitis-E-Virustypen von Tieren wie Schweinen oder Katzen auf den Menschen übergehen.

IMPFUNG

Einen wirksamen Schutz vor einer Infektion mit Hepatitis-A- und -B-Viren bietet die Schutzimpfung.

LEBERZIRRHOSE

Eine Leberzirrhose ist die Spätfolge verschiedener Lebererkrankungen und wird in Europa jährlich bei etwa 250 Personen pro 100 000 Einwohner diagnostiziert – bei Männern häufiger als bei Frauen, wobei man den Grund hierfür nicht kennt. Kennzeichen der Leberzirrhose ist ein fortschreitender Umbau des Lebergewebes mit dem Auftreten von Knötchen- und Narbenbildung, wodurch die Leberfunktion zunehmend beeinträchtigt wird. Schreitet der Prozess fort, kommt es über kurz oder lang zu lebensbedrohlichen Komplikationen; deshalb hängt die Lebenserwartung vom Stadium der Leberzirrhose ab.

Bei 60 Prozent der Erkrankten ist langjähriger übermäßiger Alkoholkonsum, bei 30 Prozent eine chronische Hepatitis vom Typ B, C oder D (**siehe Seite 37**) die Ursache. Andere Auslöser sind eher selten, so zum Beispiel eine Autoimmunhepatitis (**siehe Seite 118**), die langjährige Einnahme leberschädigender Me-

DIE ÜBERTRAGUNGSWEGE DER HEPATITIS-ERREGER

Je nach Virustyp erfolgt eine Ansteckung mit Hepatitis über unterschiedliche Übertragungswege. Während beispielsweise eine Infektion mit dem Hepatitis-A-Virus meist im Urlaub passiert, lauert die Gefahr, an Hepatitis B zu erkranken, praktisch überall – unabhängig davon, welcher Hygienestandard im jeweiligen Land oder in der jeweiligen Region herrscht.

HEPATITIS A

Sie gilt als Reisekrankheit, denn eine Infektionsgefahr besteht vor allem in Ländern mit einem niedrigen hygienischen Standard.
Übertragung: Meist oral durch verunreinigtes Trinkwasser und verunreinigte Nahrungsmittel, mitunter auch durch Schmierinfektion (wie Speichel, Sperma, Fäkalien).

HEPATITIS B

Sie ist weltweit die häufigste Hepatitis-Erkrankung. In Deutschland sind bis zu 600 000 Menschen infiziert.
Übertragung: Oft durch ungeschützten Sexualkontakt, auch über den Blutweg und andere infizierte Körperflüssigkeiten, etwa über Bluttransfusionen; bei Drogenabhängigkeit durch infiziertes Spritzbesteck oder bei der Geburt von der Mutter auf ihr Kind.
Hinweis: Geht die Krankheit in ein Dauerstadium über, trägt der Betroffene das Virus Jahre, mitunter sogar lebenslang in sich, ohne krank zu sein. Dabei können sich jedoch andere bei ihm infizieren.

HEPATITIS C

Sie ist weltweit auf dem Vormarsch. Allein in Deutschland sind rund 500 000 Menschen betroffen. Meist setzt sich das Virus chronisch im Körper fest und kann ohne starke Medikamente nicht besiegt werden – das gelingt jedoch inzwischen bei bis zu 70 Prozent der Betroffenen. Hepatitis C ist weniger ansteckend als Hepatitis B.
Übertragung: Über infiziertes Blut. Ungeschützter Geschlechtsverkehr ist zwar kein typischer Übertragungsweg, trotzdem ist ein Schutz durch Kondome sinnvoll!

HEPATITIS D

Sie tritt immer zusammen mit einer Hepatitis-B-Virusinfektion auf.
Übertragung: Durch Blut, Sperma oder über die Muttermilch.

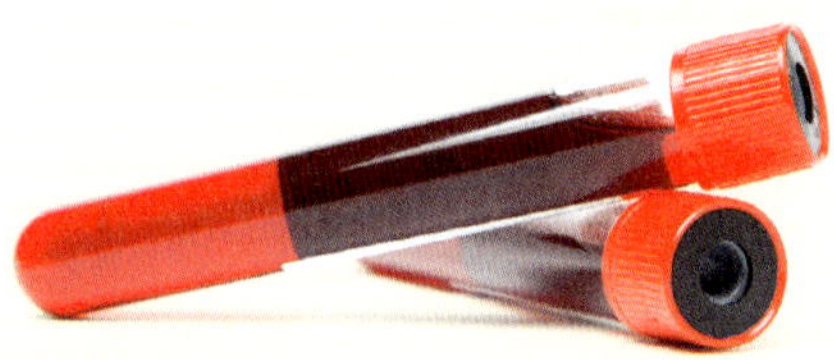

dikamente oder die Einwirkung von Chemikalien (zum Beispiel Arsen, Tetrachlorkohlenwasserstoffe). Aber auch erblich bedingte Stoffwechselerkrankungen wie die Eisenspeicherkrankheit (Hämochromatose), die Kupferspeicherkrankheit (Wilson-Krankheit) oder ein Alpha-1-Antitrypsin-Mangel, autoimmune chronische Erkrankungen der Gallenwege (primäre biliäre Leberzirrhose), mitunter auch eine schwere langjährige Herzschwäche (chronische Rechtsherzinsuffizienz) können Ausgangspunkte für eine Leberzirrhose sein.

Welche Beschwerden treten auf?

Da die Leber viele Funktionen hat, ruft eine Leberzirrhose im fortgeschrittenen Stadium die verschiedensten Störungen hervor. Besonders gravierende Auswirkungen haben die nachlassende Entgiftungsfunktion sowie die verminderte Bildung von Eiweißen und Blutgerinnungsfaktoren.

- Zunächst stehen beim Patienten Allgemeinbeschwerden wie Müdigkeit, Abgeschlagenheit und eine deutliche Leistungsminderung im Vordergrund. Aber auch Blähungen, Übelkeit und Druckschmerzen im Oberbauch, eventuell auch ein Gewichtsverlust treten auf. Hormonelle Störungen, Gelbsucht und Blutungsneigung zeigen sich erst in einem späteren Krankheitsstadium.
- Mit der Zeit entwickeln sich charakteristische Haut- und Schleimhautveränderungen (Leberhautzeichen) wie Gefäßspinnen auf der Haut (Spider naevi, **siehe Seite 120**), gerötete Handinnenflächen (Palmaerythem, **siehe Seite 121**) und eine verstärkte Venenzeichnung in der Bauchnabelregion. Die Zunge ist glatt und rot, die Haut wird dünner.
- Im Endstadium kann sich eine bakterielle Bauchfellentzündung entwickeln. Außerdem kommt es zu Nierenversagen, starker Auszehrung sowie zu einer Beeinträchtigung der Gehirnfunktionen (hepatische Enzephalopathie, **siehe Seite 119**). Diese mündet in ein Leberkoma (**siehe Seite 120**), wenn die Entgiftungsfunktion der Leber vollständig versagt.
- Durch den Umbau des Lebergewebes zu Bindegewebe wird die Durchblutung der Leber stark behindert; der Druck in Pfortader und Leberschlagader steigt an (Pfortaderhochdruck). Nun sucht sich das Blut einen anderen Weg und fließt unter anderem über Venen an der unteren Speiseröhre zum Herz zurück. Die betroffenen Blut-

FOLGEN EINER LEBERZIRRHOSE

Weil die Entgiftung der Leber zunehmend versagt, schädigt eine Leberzirrhose in der Folge auch das Gehirn und die Nerven, außerdem ist die Blutgerinnung gestört: Man blutet daher schneller und neigt zu »blauen Flecken«.

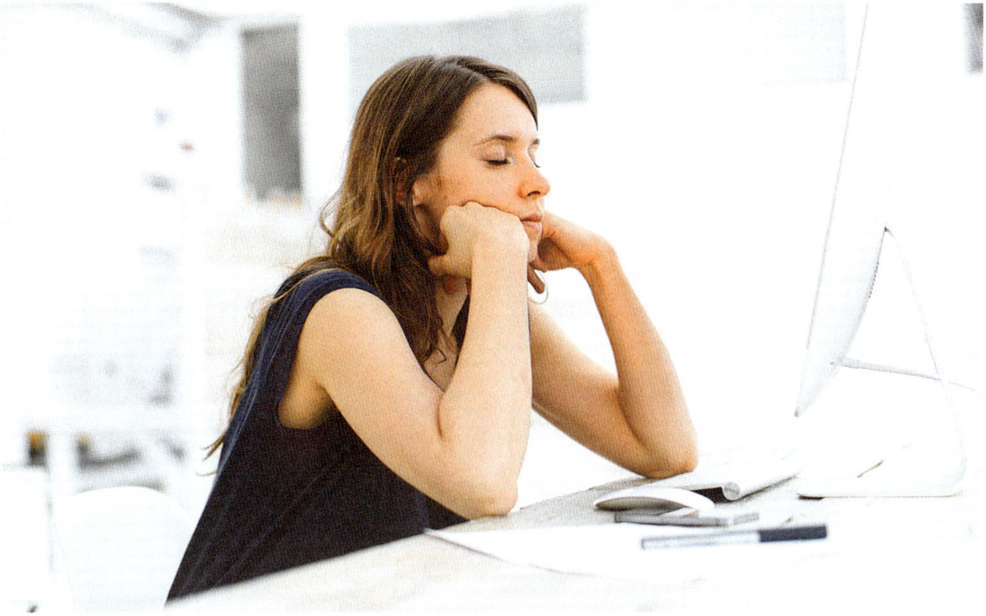

Auffällige Müdigkeit und anhaltende Abgeschlagenheit sind die ersten Symptome eines Leberschadens.

gefäße weiten sich, es bilden sich Krampfadern (Ösophagusvarizen). Bluten sie, besteht Lebensgefahr, sie müssen in der Klinik sofort verödet werden. Auch Flüssigkeitsansammlungen in der Bauchhöhle (Bauchwassersucht, **siehe Aszites, Seite 118**) und eine Vergrößerung der Milz sind typisch.

WIE WIRD BEHANDELT?

Ein weit fortgeschrittener Umbau der Leber ist nicht mehr rückgängig zu machen; in diesem Fall ist eine ursächliche Therapie nicht möglich. Bei Bedarf werden Vitaminpräparate zum Ausgleich von Mangelerscheinungen verordnet, so etwa Folsäure und Vitamin B_1. Als letzter Ausweg kommt eine Lebertransplantation in Betracht. Wichtigste Maßnahme ist, alle leberbelastenden Substanzen konsequent zu meiden, allen voran Alkohol und leberschädigende Medikamente. Bei Pfortaderhochdruck (**siehe Seite 121**) werden Betablocker (wie Propranolol) (**siehe Seite 118**), bei Bauchwassersucht spezielle wassertreibende Mittel verabreicht; zudem muss bei Letzterer die Kochsalzzufuhr beschränkt, auf Alkohol verzichtet und die Flüssigkeitszufuhr auf maximal 1,5 Liter pro Tag reduziert werden. Unerlässlich ist in diesem Kontext eine kalorien- und eiweißreiche Ernährung.

TEST: WIE GESUND IST IHRE LEBER?

2010 hat das Leber Centrum des Klinikums der LMU München zusammen mit dem Bayerischen Staatsministerium für Umwelt und Gesundheit, mit Ärzte- und Apothekerverbänden und der AOK Bayern den Lebercheck entwickelt –10 Fragen, die Sie über Ihr Risiko einer Lebererkrankung aufklären.

1. Wie alt sind Sie?

unter 40 Jahre	0 Punkte
40–60 Jahre	1 Punkte
über 60 Jahre	2 Punkte

☐

2. Wie ist Ihr Body-Mass-Index? (siehe Seite 91)

19–25	0 Punkte
26–30	1 Punkte
31–40 oder unter 19	4 Punkte
über 40	6 Punkte

☐

3. Nehmen Sie regelmäßig Medikamente ein?

nein	0 Punkte
ja, 1 Medikament	1 Punkt
ja, mehrere Medikamente	2 Punkte

☐

4. Treiben Sie Sport?

nein	2 Punkte
gelegentlich	1 Punkt
mehrmals wöchentlich	0 Punkte

☐

5. Wie hoch ist Ihr Alkoholkonsum?

Kein Alkoholkonsum	0 Punkte
1–2 Gläser Wein oder 1–2 Flaschen Bier wöchentlich	2 Punkte
mehr bzw. auch hochprozentiger Alkohol	4 Punkte

☐

6. Wie hoch ist Ihr Kaffeekonsum?

bis zu 2 Tassen täglich	1 Punkt
über 2 Tassen täglich	0 Punkte

☐

7. Gegen Hepatitis B geimpft?

ja	0 Punkte
weiß nicht	1 Punkt
nein	2 Punkte

☐

8. Riskantes Sexualverhalten?

nur mit demselben Partner bzw. immer mit Kondom	0 Punkte
gelegentlich mit wechselnden Partnern und ohne Kondom	2 Punkte
häufig mit wechselnden Partnern und ohne Kondom	4 Punkte

☐

9. Haben Sie ein Druckgefühl im rechten Oberbauch?

nein	0 Punkte
gelegentlich	1 Punkt
häufig	3 Punkte

☐

10. Bemerken Sie: spinnenförmige Äderchen auf der Haut, Gelbfärbung der Augen oder Haut, Rötung der Handinnenfläche, Juckreiz?

nein, keines der Symptome	0 Punkte
1 Symptom	3 Punkte
2 Symptome	6 Punkte
mehr als 2 Symptome	12 Punkte

☐

AUSWERTUNG

Zählen Sie nun Ihre Punkte zusammen:
0–7 Punkte: Sie gehören vermutlich nicht zu dem Personenkreis, der durch Lebererkrankungen gefährdet ist.
8–11 Punkte: Ihr Risiko ist gering bis mäßig ausgeprägt. Lebererkrankungen verursachen oft keine oder nur undeutliche Beschwerden. Eine Lebererkrankung, zum Beispiel eine virusbedingte Hepatitis (Hepatitis B oder C), kann ohne eindeutige Symptome verlaufen, und Spätfolgen treten oft erst nach mehr als 20 Jahren auf. Deshalb ist es bei einem Risiko – wenn Sie zum Beispiel erhöhte Leberwerte haben/hatten und/oder vor 1992 eine Blutübertragung bekommen haben – sinnvoll, eine Untersuchung auf eine Virushepatitis vornehmen zu lassen. Auch bei starkem Übergewicht oder regelmäßigem, erheblichem Konsum von Alkohol sollten Sie einen Arzt aufsuchen.
12–16 Punkte: Sie haben ein Risiko für Lebererkrankungen und sollten sich bald untersuchen lassen, insbesondere wenn Sie bereits typische Symptome haben, wie etwa eine Gelbsucht und / oder dauerhaft erhöhte Leberwerte. Jetzt ist wichtig: Verzichten Sie auf Alkohol und beherzigen Sie unsere lebergesunden Empfehlungen ab **Seite 84**!
Ab 17 Punkten: Achtung! Ihr Risiko, eine Lebererkrankung zu erleiden, ist hoch. Sie sollten sich umgehend ärztlich untersuchen und Ihre Leberwerte überprüfen lassen!

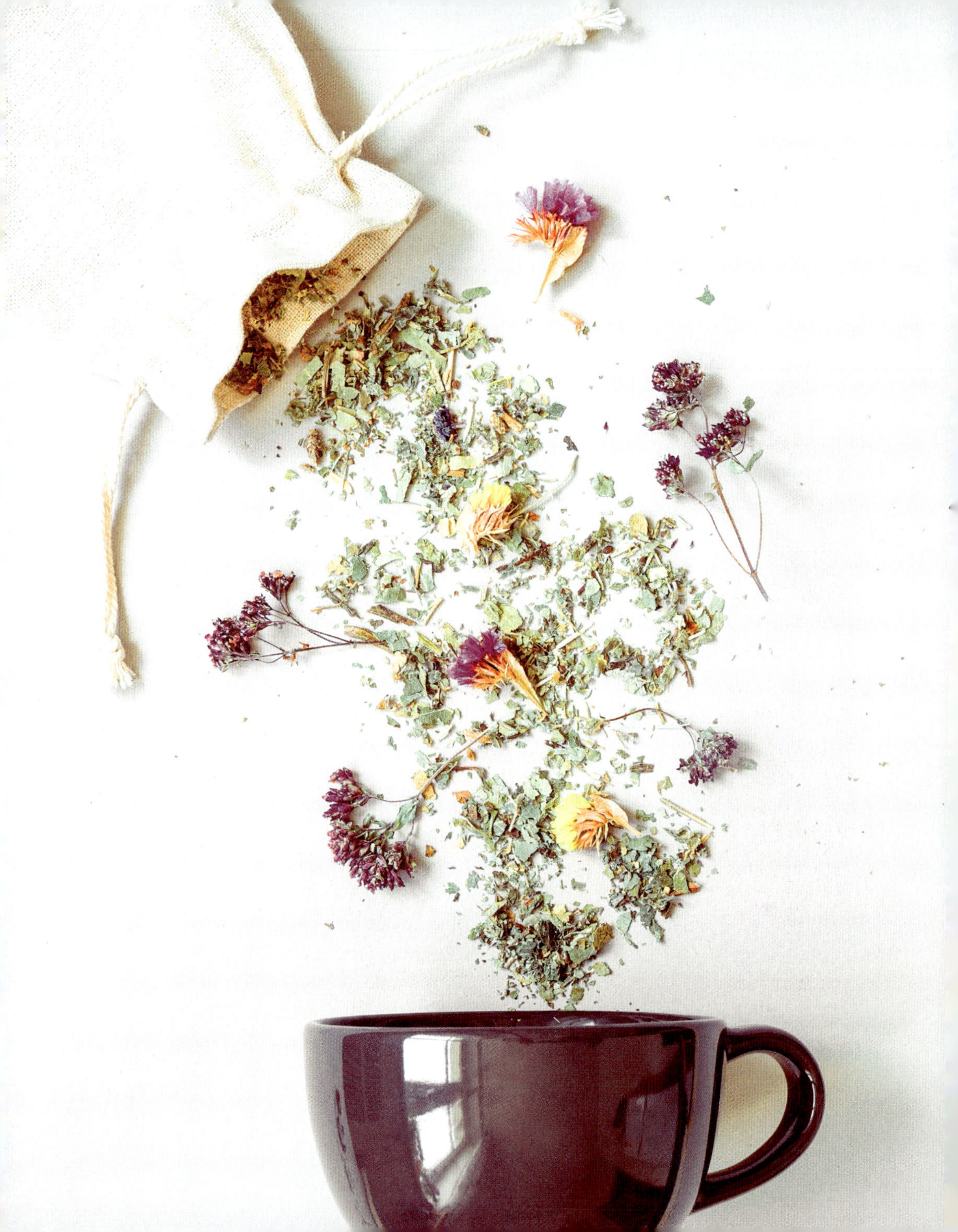

DIE LEBER NATÜRLICH STÄRKEN

Die moderne Alternativmedizin kennt bewährte Therapien, mit denen Sie Ihren Körper sanft, aber nachhaltig entgiften sowie Ihre Leberfunktion verbessern können und wieder leistungsfähiger werden.

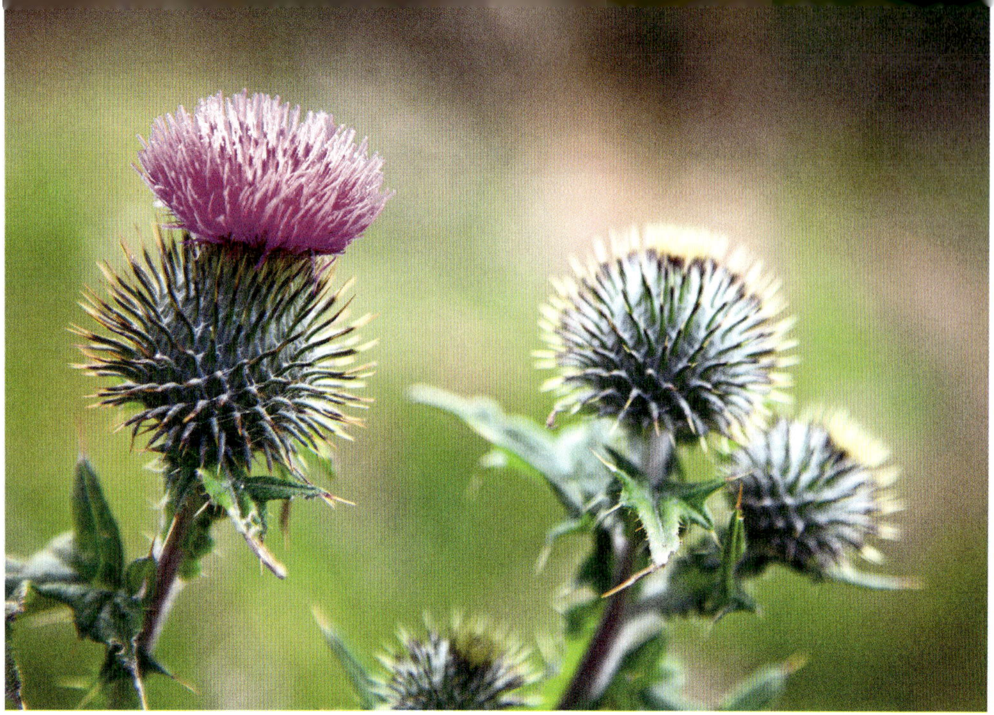

LEBERSCHUTZ DURCH DIE KRAFT DER PFLANZEN

Schon seit dem Altertum wenden Ärzte und Heilkundige auf der ganzen Welt Heilpflanzen an, um Leber und Galle zu entlasten und zu schützen. Hippokrates, Paracelsus, Hildegard von Bingen oder Pfarrer Kneipp – sie alle kannten Wege, die Funktion der Leber und damit die Gesundheit nachhaltig zu verbessern. Besonders zur Vorbeugung oder Selbsthilfe bei leichten Beschwerden sind diese Maßnahmen hervorragend geeignet, um Besserung zu erzielen – damit Sie Ihren Alltag wieder mit Schwung und neuer Energie bewältigen können.

Auch wenn die Menschen der Antike noch nichts von der zentralen Rolle der Leber als wichtigstem Entgiftungs- und Stoffwechselorgan des Körpers wissen konnten, waren sie doch fest davon überzeugt, dass die Leber der »Sitz des Lebens« (und des Denkens und Fühlens) ist. Wer eine starke Leber hatte, konnte – so die herrschende Meinung – aus dem Vollen schöpfen und sich seiner Kraft für ein langes Leben gewiss sein. Dazu passte natürlich auch, dass sich die Leber wie kein anderes Organ regenerieren kann.

STARKE LEBER – VORAUSSETZUNG FÜR DIE GENESUNG

Wenn ein Organ in der Lage ist, sich selbst zu heilen, dann lässt sich diese besondere Fähigkeit auch für die Entfaltung der Selbstheilungskräfte nutzen, die der kranke Körper braucht, um wieder gesund zu werden. So dachten zumindest die Ärzte der Antike und bauten in ihre Behandlung oft auch Maßnahmen zur Stärkung der Leber ein – mitunter sogar, wenn es sich um Beschwerden wie Lähmungen oder Hautausschlag handelte. Dabei kamen vor allem Heilpflanzen zur Anwendung – die einzige Medizin zum Einnehmen oder Auftragen, die damals zur Verfügung stand.

Spätestens seit der fünfbändigen Arzneimittellehre »De Materia medica« des berühmten griechischen Kräuterheilkundlers Dioskurides (ca. 40–90 n. Chr.) waren sich die Heilkundigen darüber einig, welche Gewächse es verdient hatten, als »wahre« Leberpflanzen bezeichnet zu werden – und zwar bitter schmeckende Kräuter wie Löwenzahn, Gelbwurz oder Wermut. Später wurden auch der Mariendistel und der Artischocke herausragende leberwirksame Eigenschaften zugeschrieben. Beiden ist ebenfalls ein bitterer Geschmack zu eigen.

DAS BESONDERE AN BITTERSTOFFEN

Bitterstoffe gehören zu den sekundären Pflanzenstoffen, sie verleihen den Pflanzen und Kräutern ihren bitteren Geschmack, womit diese sich vor Fressfeinden schützen.

Wenn wir Bitteres essen oder trinken, entfaltet sich die Wirkung praktisch sofort: Über die Geschmacksknospen der Zunge beeinflussen die Bitterstoffe die Verdauungsdrüsen, indem sie diese reflektorisch zu einer verstärkten Sekretion von Verdauungssäften anregen. Es werden vermehrt Speichel und Magensaft produziert; Bauchspeicheldrüse, Leber und Gallenblase geben verstärkt Sekret bzw. Gallenflüssigkeit ab. Für diese Reaktionen muss das Bittere auf der Zunge geschmeckt werden, deshalb entfalten Bitterstoffe ihre gesundheitsfördernden Wirkungen besonders gut, wenn sie als Tinktur oder Tee eingenommen werden. Aber auch beim wöchentlichen Speiseplan empfiehlt es sich bitterstoffhaltige Nahrungsmittel wie etwa Radicchio, Rucola, Rosenkohl, Brokkoli, Artischocken und Küchenkräuter wie Sauerampfer, Liebstöckel, Majoran, Rosmarin und Estragon zu berücksichtigen.

Hildegard von Bingens Vorliebe für bittere Kräuter

Vor allem in der Klostermedizin der Hildegard von Bingen (1098–1179) spielten bittere Kräuter eine wichtige Rolle, sei es, um die »Wärmenerven im Magen« zu stimulieren oder um zerbrochene Knochen wieder »zusammenzuleimen«.

Zu den Pflanzen, die sie stets besonders hervorhob, gehörte – neben der Bitterpflanze Galgant (**siehe vordere Buchklappe**) – die Mariendistel, die wegen ihrer purpurroten Blüten eine der schönsten Disteln ist. Hildegard von Bingen verwendete sie bei stechenden Schmerzen im Herz, bei Leberleiden und Seitenstechen.

BITTER GENIESSBAR MACHEN

Der stark bittere Geschmack mancher Heilpflanzen ist für viele von uns, die wir eher dem Süßen oder Salzigen zugeneigt sind, fast nicht genießbar.

Setzen Sie dem Tee zum Beispiel frische oder getrocknete Pfefferminzblätter oder geschnittene, getrocknete Pomeranzenschalen (im Reformhaus oder in der Apotheke erhältlich) zu, lässt sich das Bittere deutlich abschwächen. Zudem steigern Sie so auch die leberstärkende und entgiftende Wirkung der Tees.

DIE MARIENDISTEL – DER STAR UNTER DEN LEBERPFLANZEN

Inzwischen haben biochemische Analysen die Erfahrungen der Hildegard von Bingen bestätigt: 1968 gelang es den Wissenschaftlern Hildebert Wagner, Ludwig Hörhammer und Maria Seitz, aus den Früchten der Mariendistel (**siehe Seite 45**) den Wirkstoffkomplex Silymarin zu isolieren. Dies ist ein Gemisch von leberschützenden Substanzen (vor allem der Flavanolderivate Silibinin, Silychristin und Silydianin), das tatsächlich Beschwerden wie »stechende« Schmerzen lindert. Dank vieler weiterer Analysen und Studien kennt man die leberwirksamen Eigenschaften von Silymarin heute ziemlich genau.

So stabilisiert der Komplex, der – wie man heute weiß – nicht zu den Bitterstoffen, sondern zu einer weiteren Gruppe der sekundären Pflanzenstoffe, den Flavonoiden, gehört, unter anderem die Hüllen (Membranen) der Leberzellen und stimuliert die Regeneration und Bildung neuer Leberzellen. Außerdem regt Silymarin die Gallensaftbildung und -ausscheidung an.

Darüber hinaus ist der Wirkstoffkomplex ein guter Radikalfänger (**siehe Seite 121**), der die Leberzellen vor oxidativem Stress (**siehe Seite 121**) schützt. Untersuchungen legen nahe, dass Silymarin zudem die Vermehrung von Bindegewebe hemmt und so den bindegewebigen Umbau bei Leberzirrhose (**siehe Seite 38 f.**) bremst.

Silymarin in der Schulmedizin

In der Schulmedizin werden hochdosierte Infusionen mit dem isolierten Wirkstoffkomplex Silymarin erfolgreich eingesetzt, um Vergiftungserscheinungen durch den versehentlichen Verzehr des hochgiftigen Grünen Knollenblätterpilzes, durch Alkoholmissbrauch oder infolge einer Schwermetallbelastung zu mildern. Ob auch Patienten mit einer chronischen Hepatitis C von einer Infusionstherapie mit Silymarin profitieren, bleibt noch abzuwarten. Aktuelle Studien kommen diesbezüglich allerdingst zu äußerst widersprüchlichen Ergebnissen.

Zur unterstützenden Behandlung von einigen Lebererkrankungen – darunter auch die akuten und chronischen Formen aller Virushepatitiden **(siehe Seite 36 f.)** – wird Silymarin inzwischen von vielen Schulmedizinern als Lebertherapeutikum anerkannt. Zumal das therapeutische Spektrum der Schulmedizin zur Linderung von Lebererkrankungen und akuten Leberschäden begrenzt ist. Es gibt nur wenige leberwirksame Medikamente, etwa Interferone **(siehe Seite 120)** sowie das Virostatikum Ribavirin **(siehe Seite 121)** zur Behandlung einer Virushepatitis. Einzig eine akute Paracetamol-Vergiftung infolge einer Überdosierung kann durch Acetylcystein (ACC) gemildert werden, ein synthetisch hergestellter Arzneistoff, der wegen seines schleimlösenden Effekts normalerweise zur Behandlung von Atemwegserkrankungen eingesetzt wird.

Aber auch bei diesem Akutereignis, das hierzulande zu den häufigsten Arzneimittelvergiftungen gehört und unbehandelt nach etwa fünf Tagen zum Tod führt, könnte Silymarin sich als wirksame Alternative erweisen: Im Tierexperiment konnten Forscher aus Hongkong zeigen, dass mit Silymarin im Vergleich zu Acetylcystein eine bedeutend höhere Überlebensrate erreicht werden kann, wenn es als Gegengift 24 Stunden nach der Paracetamol-Vergiftung eingesetzt wird. Zur Bestätigung des Ergebnisses sind jedoch weitere klinische Studien notwendig.

Mariendistelfrüchte sind als Fertigpräparate in Kapselform oder zur Teezubereitung erhältlich.

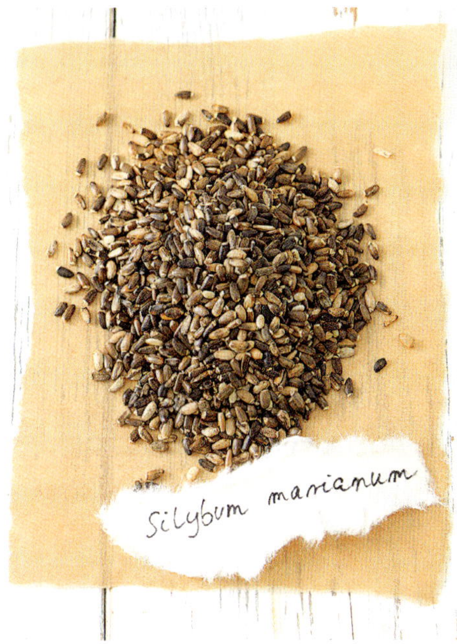

MARIENDISTEL-KUR

Mariendistelfrüchte können Sie als Tee zubereiten (die therapeutische Wirkung ist jedoch schwächer als die von standardisierten Fertigpräparaten). Hierfür übergießen Sie einen gehäuften Teelöffel Mariendistelfrüchte mit 150 Milliliter kochendem Wasser und seihen den Tee nach 15 Minuten ab. Trinken Sie mindestens vier Wochen lang täglich drei Tassen heißen Tee – die erste Tasse morgens auf nüchternen Magen, die zweite 30 Minuten vor dem Mittagessen, die dritte vor dem Schlafengehen.

Statt des Mariendisteltees können Sie auch standardisierte Trockenextrakte aus den Früchten der Mariendistel (in Kapselform) verwenden, die rezeptfrei in der Apotheke erhältlich sind.

Viele der Präparate tragen jedoch nicht die Bezeichnung »Mariendistel«, sondern »Silymarin« in ihrem Handelsnamen. Es wird empfohlen, die Therapie zunächst mit einer Dosis von 400 Milligramm Silymarin pro Tag zu beginnen und diese nach zwei Wochen auf 200 Milligramm pro Tag zu senken.

Am besten besprechen Sie die Dosierung und ihre Anpassung mit Ihrem Therapeuten.

SILYMARIN – KEIN ERSATZ FÜR EINE ÄNDERUNG DER LEBENSWEISE

Meist kommen hoch dosierte Silymarin-Fertigpräparate zur Anwendung, die einige Wochen oder Monate lang eingenommen werden. Liegt die Ursache für die Lebererkrankung in einem übermäßigen Alkoholkonsum, vermag jedoch auch der hocheffektive Wirkstoffkomplex der Mariendistel nicht (mehr) viel auszurichten. In diesem Fall bleibt es oberstes Gebot, auf den Genuss von Alkohol konsequent zu verzichten und auch andere leberschädigende Einflüsse nach Möglichkeit zu vermeiden!

MARIENDISTELFRÜCHTE ZUR ENTGIFTUNG DER LEBER

Wenn Sie Ihre Leber gezielt in ihrer Entgiftungs- und Stoffwechselfunktion unterstützen möchten, geht an der Mariendistel kein Weg vorbei: Dank ihrer Inhaltsstoffe hat sie sowohl eine leberschützende Wirkung (Silymarin!) als auch einen anregenden Effekt auf die Gallenproduktion (Bitterstoffe!), wodurch die Leber mehr Gallenflüssigkeit abgibt.

Das kommt auch der Fettverdauung im Zwölffingerdarm zugute. Zudem helfen Mariendistelfrüchte **(siehe Foto Seite 47)** auch bei funktionellen Störungen des ableitenden Gallensystems und bei Verdauungsbeschwerden wie Blähungen oder Völlegefühl. Idealerweise planen Sie für eine Kur mit Mariendistelfrüchten (siehe links) mindestens vier Wochen ein!

ENTGIFTEN MIT LÖWENZAHN

Er ist ein unverwüstliches Kraut mit großem Drang, sich zu vermehren: Während er für Gartenliebhaber nichts anderes ist als ein lästiges Unkraut, das sogar zwischen Pflastersteinen noch ein Plätzchen zum Wachsen findet, schätzt die Pflanzenheilkunde den Löwenzahn seit Jahrhunderten als gesundheitsförderndes Allroundmittel. Vor allem aber gilt der Löwenzahn als eine der wichtigsten Heilpflanzen zur Stärkung der Leber: Dank seiner Bitterstoffe regt er die Produktion der Gallenflüssigkeit an, fördert den Abfluss der Galle aus der Leber und macht das Fett aus dem Essen besser bekömmlich. Zudem steigert die Heilpflanze die Entgiftungsleistung der Leber. Einige Studien legen nahe, dass der regelmäßige Genuss von Löwenzahn einer Verfettung der Leber entgegenwirkt. Auch im Rahmen einer Entsäuerungskur zur Regulierung des Säure-Basen-Haushalts spielt der Löwenzahn eine bedeutende Rolle, denn er gehört zu den wichtigsten basischen Lebensmitteln.

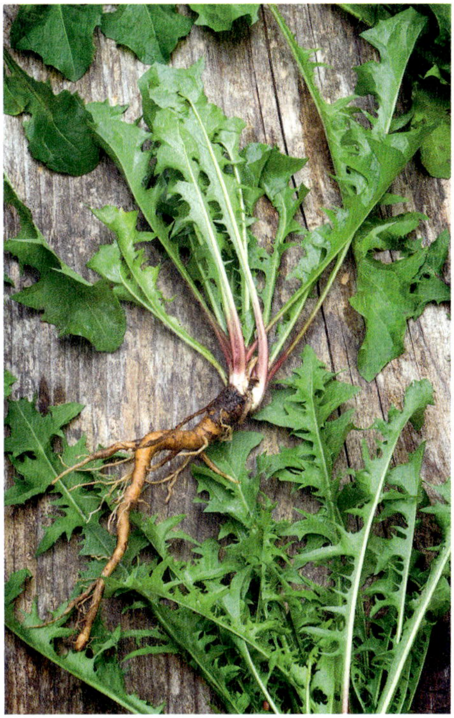

Löwenzahn stärkt die Abwehrkräfte, regt den Stoffwechsel an und wirkt harntreibend.

Tee- oder Saftkur mit Löwenzahn

Wer seine Leber gezielt entgiften möchte, sollte eine Kur von vier bis sechs Wochen einplanen, entweder mit Löwenzahntee oder mit Frischpflanzenpresssaft (erhältlich im Reformhaus oder der Apotheke).

- **Löwenzahntee:** Übergießen Sie zwei Teelöffel getrockneten, zerkleinerten Löwenzahn (Blätter und Wurzel) mit 150 Milliliter kaltem Wasser. Bringen Sie das Ganze langsam zum Sieden und lassen es dann eine Minute lang kochen. Anschließend nehmen Sie den Topf vom Herd, lassen den Tee noch zehn Minuten ziehen und seihen ihn dann ab. Als Entgiftungs- und Entschlackungskur trinken Sie den Löwenzahntee zweimal täglich, am besten jeweils morgens, zum Beispiel vor dem Frühstück, und abends zwei bis drei Stunden vor dem Zubettgehen.

ARTISCHOCKE ZUM LEBERSCHUTZ

Wie die Mariendistel gehört die Artischocke zur Familie der Korbblütler. Auch sie wurde viele Jahrhunderte lang zur Linderung von Leberleiden eingesetzt.

Die Erfahrung hatte gezeigt, dass sich leber- und gallenbedingte Beschwerden durch den regelmäßigen Genuss von Artischockenaufgüssen besserten und dass besonders fetthaltige Speisen weniger Verdauungsprobleme bereiteten, wenn man gekochtes Artischockengemüse dazu servierte – was häufig in der mediterranen Küche anzutreffen ist. Sehr beliebt war auch das Gläschen Artischocken-Medizinalwein nach einer opulenten Mahlzeit.

Wirksamer Gesundheitsschutz

Erst im 19. Jahrhundert war man in der Lage, die Artischocke wissenschaftlich zu erforschen; die eigentliche Analyse ihrer Inhaltsstoffe gelang ein Jahrhundert später.

Inzwischen ist die Artischocke eine der am besten erforschten Arzneipflanzen: Kaum eine andere Pflanze bietet – neben ihren leberschützenden Eigenschaften – so vielfältige therapeutische Einsatzmöglichkeiten. Die Artischocke wirkt zum Beispiel

- positiv auf die Verdauung
- dank ihres Inulingehalts (**siehe Seite 120**) leicht blutzuckersenkend
- senkend auf Cholesterin und andere Blutfettwerte
- leicht harntreibend

VON DER ARTISCHOCKE ZUM MITTEL

Isolierte Inhaltsstoffe: Lange Zeit versuchten die Forscher, den einzelnen Inhaltsstoffen der Artischocke eine gesundheitsfördernde Eigenschaft zuzuordnen. So dachten sie anfangs, dass der Wirkstoff Cynarin, den man zunächst als Hauptwirkstoff identifizierte, das Wundermittel der Artischocke sei. Man stellte Präparate mit synthetischem Cynarin her, doch deren Wirkung blieb weit hinter den Erwartungen zurück. Inzwischen weiß man, dass es nicht ein Wirkstoff allein, sondern vielmehr ein Komplex von verschiedenen Inhaltsstoffen ist, durch den die Artischockenextrakte ihre therapeutische Bedeutung erhalten.

Kombinierte Inhaltsstoffe: Die Erkenntnis, dass nur das Zusammenspiel des Cynarins mit den anderen Inhaltsstoffen wirksam ist (Synergismus), hat zur Entwicklung der zweiten Generation von Artischockenpräparaten geführt. Sie enthalten meist Extrakte aus den Laubblättern der Artischocke, da diese von allen Pflanzenteilen die höchste Wirkstoffkonzentration haben und sowohl Cynarin und andere Caffeoylchinasäure-Abkömmlinge wie Chlorogensäure als auch Bitterstoffe (zum Beispiel Cynaropiktrin), Flavonoide (etwa Cynarosid) und weitere wichtige Inhaltsstoffe enthalten. Erhältlich sind die Präparate in Apotheken.

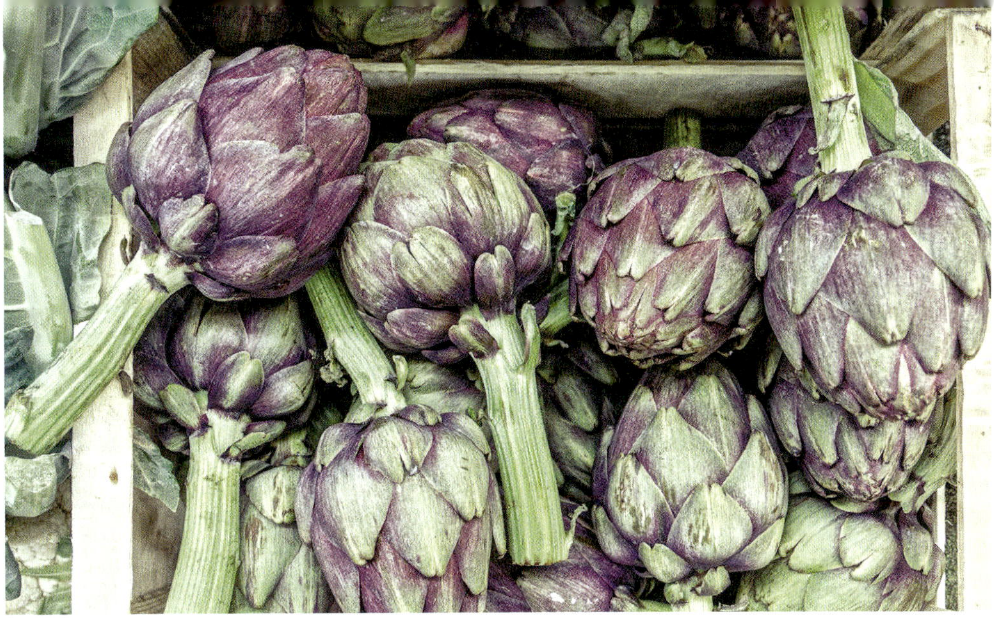

Die Artischocke ist eine Heilpflanze mit vielfältigen positiven Wirkungen. Doch wird sie auch als schmackhaftes, kalorienarmes mediterranes Gemüse geschätzt: Butterweich gekocht schmeckt die Artischocke pur, zum Dip oder auf Pizza.

ARTISCHOCKE GEGEN FETTLEBER …

Die Leber profitiert in vielerlei Hinsicht davon, wenn Sie regelmäßig Artischocken essen oder – noch besser – eine Kur mit Artischockenextrakten durchführen. So fördert die Heilpflanze die Produktion der Gallenflüssigkeit, wodurch die Ausscheidung von Schadstoffen unterstützt wird. Außerdem wirkt sie schützend gegen freie Radikale, denen die Leber als Entgiftungsorgan in besonderem Maße ausgesetzt ist. Artischocken verbessern zudem die Durchblutung der Leber und regen dadurch die Zellteilung an, die für die Entstehung von neuen Leberzellen notwendig ist. Auf diese Weise wirken sie der nachlassenden Leistungsfähigkeit entgegen, die zum Beispiel als Folge einer Fettleber auftritt. Deshalb werden Artischockenpräparate auch von der Schulmedizin immer häufiger als unterstützende Therapie empfohlen, wenn erste Anzeichen für eine Verfettung der Leber vorliegen. Zusammen mit einer Ernährungsum-

WANN SIE AUF DIE EINNAHME VERZICHTEN SOLLTEN

Artischocken-Präparate dürfen nicht von Kindern unter zwölf Jahren, von Schwangeren und während der Stillzeit eingenommen werden (für sie ist die Sicherheit der Wirkstoffe bislang nicht ausreichend belegt). Gleiches gilt, wenn ein Verschluss der Gallenwege vorliegt.

stellung hin zu einer fettarmen Kost und dem Verzicht auf Nikotin und Alkohol können so im Frühstadium eine bereits erkennbare Fettleber oft noch abgewendet und/oder leicht erhöhte Leberwerte normalisiert werden. Hinzu kommt: Artischocken bremsen die Neubildung von Cholesterin in der Leber und helfen so, einen normalen Cholesterinspiegel im Blut zu halten oder wieder zu erreichen.

… UND ALS HILFE GEGEN VERDAUUNGSBESCHWERDEN

Die Artischocke lindert Magen- und Darmkrämpfe sowie Übelkeit und Erbrechen, hilft gegen Blähungen und Völlegefühl, steigert den Appetit und fördert die Darmentleerung. Das wirkt sich positiv bei Verstopfung aus. Und weil es kaum eine andere Pflanze gibt, die so vielseitig ist, erklärte die Universität zu Würzburg die Artischocke 2003 zur »Arzneipflanze des Jahres«.

NEBENNUTZEN HERZSCHUTZ

Verschiedenen Studien zufolge wirken die Inhaltsstoffe der Artischocke auch antioxidativ gegen LDL-Cholesterin (Low Density Lipoprotein), das für die Entstehung von arteriosklerotischen Veränderungen der Blutgefäße verantwortlich gemacht wird. Wenn Sie regelmäßig hochdosiert Artischocken-Kapseln einnehmen, beugen Sie Herzinfarkt und Schlaganfall vor, die Folgen einer »Gefäßverkalkung« sein können.

Vielfältige Darreichungsformen

Aus den Blättern der Artischocke können Sie einen wohltuenden Tee zubereiten. Eine tiefer greifende Wirkung erzielen Sie jedoch mithilfe von Fertigpräparaten. Artischockenblätter-Extrakte sind als Fertigarzneimittel in Form von Kapseln, Dragees, Filmtabletten, Tabletten, Tropfen, Granulat, Pulver und als Tonikum erhältlich. Dabei unterscheidet sich die Konzentration des Extrakts je nach Präparat; in der Regel liegt eine Einzeldosis zwischen 300 und 400 Milligramm pro Tablette, Kapsel oder Dragee. Bei Tee beträgt die mittlere Tagesdosis, soweit nicht anders verordnet, etwa sechs Gramm der Droge. Teilweise apothekenpflichtig sind verschiedene Medikamente aus 100-prozentigem Extrakt aus Artischockenblättern. Außerdem sind noch flüssige Artischockenblätterextrakte sowie Presssäfte aus den Blütenknospen auf dem Markt.

Ansonsten gibt es noch Extraktmischungen, zum Beispiel aus Artischocke und Mariendistel oder aus Artischocke, Löwenzahn und Schöllkraut, die unter anderem den Gallenfluss fördern und den Regenerationsprozess der Leber unterstützen.

Wichtig: Pflanzenpresssäfte mit Alkohol empfehlen sich naturgemäß nicht für eine mehrwöchige Leberschutz-Kur.

HEILPFLANZEN IN DER LEBERTHERAPIE

Es gibt zahlreiche Heilpflanzen, die eine günstige Wirkung auf die Leberfunktion beziehungsweise auf die Gallenblase und Gallengänge haben. Allerdings: Voraussetzung für eine erfolgreiche Selbsthilfe ist, dass Sie mit den Möglichkeiten der Eigenbehandlung und deren Grenzen vertraut sind.

GRENZEN VON HEILKRÄUTERN

Sie müssen sich darüber im Klaren sein, dass auch sanfte naturheilkundliche Methoden unerwünschte Nebenwirkungen haben können – dies gilt besonders für die innerliche Anwendung von Heilpflanzen. Die von uns vorgeschlagenen Heilkräuter und Dosierungen tragen diesem Aspekt Rechnung. Da sich jedoch – wie bei jeder Therapie – Verträglichkeit beziehungsweise Unverträglichkeit einer Behandlung individuell unterscheiden, ist eine aufmerksame Selbstbeobachtung ganz wichtig: Scheuen Sie sich nicht, die Behandlung im Zweifelsfall vorzeitig abzubrechen, wenn Sie das Gefühl haben, dass sie Ihnen nicht gut bekommt.

SINNVOLLER EINSATZ

Mit den Mitteln der Pflanzenheilkunde kann man Gesundheitsstörungen und Krankheiten vorbeugen, es lassen sich funktionelle Beschwerden oder auch akute Infekte z.B. der Atemwege oder des Magen-Darm-Trakts lindern. In diesen Fällen reicht die Anwendung von Heilkräutern oft aus, um den Genesungsprozess einzuleiten oder zu unterstützen.

ALS BEGLEITBEHANDLUNG

Manifeste Erkrankungen der Leber oder des Gallensystems lassen sich mit Heilpflanzen allein nicht heilen. Doch ihre therapeutische Wirkung lässt sich als begleitende Maßnahme – in Absprache mit dem Arzt – nutzen. **Wichtig:** Tabu sind Heilkräuteranwendungen bei schweren Lebererkrankungen wie einer Leberzirrhose. Auch in der Schwangerschaft ist Vorsicht geboten. Besprechen Sie eine geplante Heilkräuteranwendung unbedingt mit Ihrem Arzt!

BITTE BEACHTEN

Heilpflanzen können allergische Reaktionen auslösen. Ist bei Ihnen bereits eine Allergie bekannt, sollten Sie vorab Ihren Therapeuten um Rat fragen.

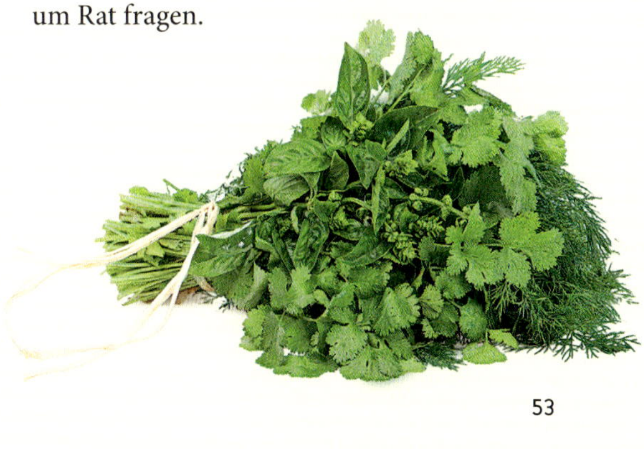

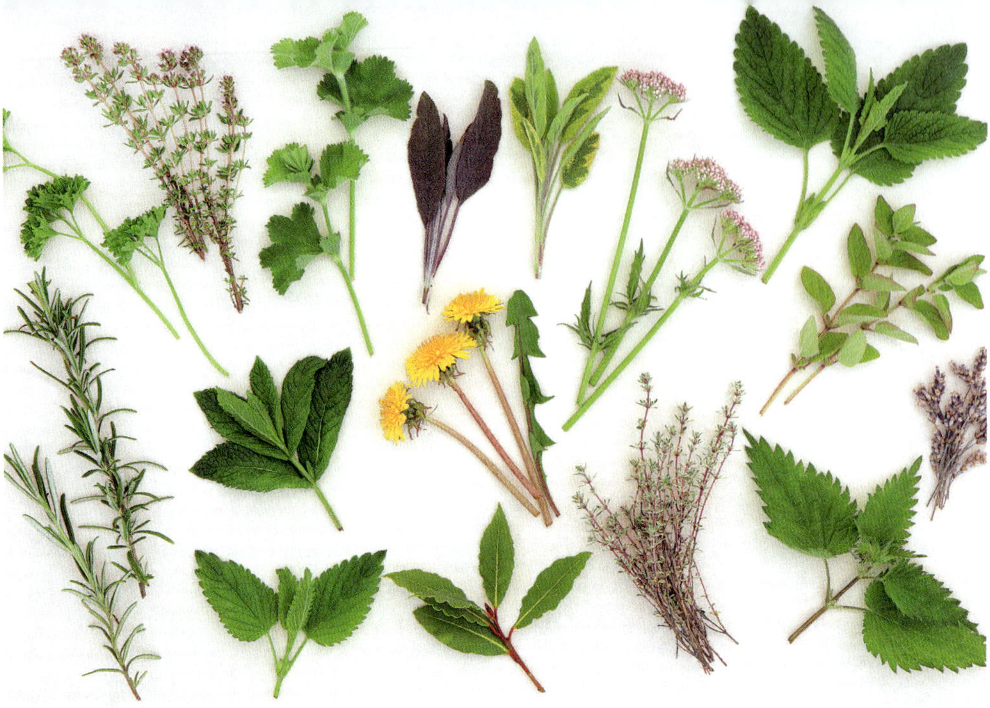

MIT HEILTEES DIE LEBER STÄRKEN

Eine einfache, aber wirkungsvolle Methode, die therapeutischen Effekte von bitterstoffhaltigen Heilpflanzen zur Reinigung, Entgiftung und Revitalisierung der Leber und des Gallensystems zu nutzen, sind Teezubereitungen. Während einer Schwangerschaft ist jedoch Vorsicht geboten: Besprechen Sie vor der Heilkräuterteeanwendung Ihr Vorhaben auf jeden Fall mit dem Arzt.

LEBER-GALLE-TEE

20 g Löwenzahnwurzel und -kraut • 20 g Mariendistelfrüchte • 20 g Boldoblätter • 20 g Pfefferminzblätter • 20 g Javanische Gelbwurz

Für 1 Person

1. Überbrühen Sie zwei Teelöffel der Leber-Galle-Teemischung mit 150 Milliliter kochend heißem Wasser.

2. Lassen Sie den Tee zehn Minuten lang zugedeckt ziehen und seihen Sie ihn dann ab.
3. Trinken Sie für eine kurmäßige Anwendung vier Wochen lang (nach Absprache mit dem Arzt zu therapeutischen Zwecken auch länger) zweimal täglich, zum Beispiel morgens und abends, je eine Tasse Tee.

VARIANTE

Wenn Sie auf die bitteren Boldoblätter lieber verzichten möchten oder wegen Gallensteinen verzichten müssen, bereiten Sie sich folgende Variante wie oben angegeben zu:
20 g Löwenzahnwurzel | 20 g Pfefferminzblätter | 20 g Mariendistelfrüchte

TEES ODER TINKTUR IN DER APOTHEKE MISCHEN LASSEN

Lassen Sie sich die Tees in der Apotheke zusammenstellen. Dann können Sie sicher sein, dass es sich um die richtigen frischen, schadstofffreien Pflanzenteile handelt. Als Alternative zu den Tees kann Ihnen der Apotheker auch Gallentropfen aus je 100 Milliliter Mariendistel-, Pfefferminz-, Wermut-, Löwenzahn- und Pomeranzentinktur mischen. Nehmen Sie davon dreimal täglich 15 Tropfen mit einem Esslöffel warmem Wasser ein.

BOLDO: NICHT PUR TRINKEN

Trinken Sie nie einen Boldoaufguss pur: Das könnte Halluzinationen, Schwindel und Erbrechen auslösen.

TEEMISCHUNG BEI LEBERFUNKTIONSSTÖRUNGEN

20 g Kamillenblüten • 20 g Pfefferminzblätter • 10 g Rosmarinblätter • 2 g Schöllkraut • 10 g Artischockenkraut • 10 g Erdrauchkraut • 10 g Löwenzahnkraut und -wurzel • 18 g Kornblumenblüten

Für 1 Person

1. Überbrühen Sie einen Teelöffel der Mischung mit 150 Milliliter siedend heißem Wasser.
2. Lassen Sie den Sud zehn Minuten lang ziehen und seihen Sie ihn dann ab.
3. Trinken Sie eine bis mehrere Tassen täglich, zum Beispiel morgens, mittags und abends.

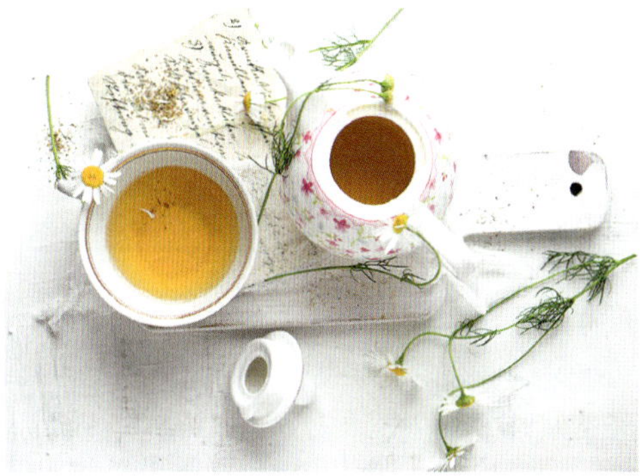

TEEMISCHUNG ZUR VORBEUGUNG VON LEBERLEIDEN

40 g Mariendistelfrüchte • 20 g Löwenzahnwurzel und -kraut • 20 g Pfefferminzblätter • 20 g Brennnesselblätter • 10 g Birkenblätter

Für 1 Person

1. Übergießen Sie zwei Esslöffel der Teemischung mit 150 Milliliter kaltem Wasser und bringen Sie das Ganze langsam zum Sieden.
2. Lassen Sie den Tee eine Minute lang kochen; danach nehmen Sie den Topf vom Herd, lassen den Tee noch 10 Minuten ziehen und seihen ihn dann ab.
3. Trinken Sie dreimal täglich (morgens, mittags und abends) je eine Tasse Tee.

KONTRAINDIKATION GALLENLEIDEN

Alle hier genannten Teemischungen dürfen nicht bei einem (drohenden) Verschluss der Gallenwege getrunken werden. Bei Gallensteinen sollten Sie Ihren Arzt fragen, ob Sie gallensaftanregende Tees trinken dürfen. Es kann sein, dass ein ruhender Gallenstein durch die Anwendung aktiv wird und schmerzhaft in den Gallengang gerät.

MISCHUNG 1 ZUR STEIGERUNG DER GALLENSAFT-PRODUKTION

20 g Pfefferminzblätter • 10 g Kümmelsamen • 30 g Löwenzahnkraut • 20 g Javanische Gelbwurz • 20 g Mariendistelfrüchte

Für 1 Person

1. Übergießen Sie einen Esslöffel der Teemischung mit 150 Milliliter siedend heißem Wasser.
2. Lassen Sie den Tee 10 bis 15 Minuten lang zugedeckt ziehen und seihen Sie ihn dann durch ein Teesieb ab.
3. Trinken Sie drei bis vier Tassen frisch zubereiteten Tee, am besten jeweils etwa 30 Minuten vor den Mahlzeiten.

MISCHUNG 2 ZUR STEIGERUNG DER GALLENSAFT-PRODUKTION

60 g Odermennigkraut • 30 g Wermutkraut

Für 1 Person

1. Übergießen Sie einen Teelöffel der Kräutermischung mit 150 Milliliter kochend heißem Wasser.
2. Lassen Sie den Sud zehn Minuten ziehen, dann seihen Sie ihn ab.
3. Trinken Sie den bitteren Tee zweimal täglich warm und schluckweise, zum Beispiel morgens und abends.

TEEMISCHUNG MIT STARK GALLENSAFTANREGENDER WIRKUNG

20 g Pfefferminzblätter • 20 g Erdrauchkraut • 20 g Andornkraut • 20 g Löwenzahnkraut und -wurzel

Für 1 Person

1. Übergießen Sie einen Teelöffel der Mischung mit 150 Milliliter kochend heißem Wasser.
2. Lassen Sie den Sud zehn Minuten lang ziehen, dann seihen Sie ihn ab.
3. Trinken Sie täglich ein bis zwei Tassen warmen Tee, zum Beispiel morgens und / oder abends.

INGWER-TEE

4 bis 5 frische ungeschälte Bio-Ingwerwurzel-Scheiben

Für 1 Person

1. Schneiden Sie die Ingwerscheiben klein.
2. Übergießen Sie die Ingwerstücke mit 150 Milliliter siedend heißem Wasser.
3. Lassen Sie den Tee zugedeckt 10 bis 20 Minuten lang ziehen.
4. Geben Sie je nach Geschmack einen Teelöffel Honig dazu.
5. Trinken Sie jeden Tag unmittelbar vor oder nach einer Mahlzeit eine Tasse Ingwer-Tee.

KURKUMAMILCH ZUR STÄRKUNG DER LEBER

250 Milliliter Vollmilch • 250 Milliliter Wasser • 1 Messerspitze Kurkuma • 1 Teelöffel Honig

Für 1 Person

Zur Stärkung der Leber und Gallenblase bietet sich auch eine selbst zubereitete Kurkumamilch an.

1. Erwärmen Sie die Vollmilch zusammen mit dem Wasser in einem Topf auf dem Herd. Achten Sie darauf, dass die Flüssigkeit nicht kocht.
2. Geben Sie eine Messerspitze Kurkuma (in der Apotheke erhältlich) und einen Teelöffel Honig in die Milch, und rühren Sie die Milch gut um.
3. Trinken Sie täglich ein Glas Kurkumamilch vor der Hauptmahlzeit.

KURKUMAWURZELPULVER PUR

Wenn Sie keine Milch mögen beziehungsweise diese nicht gut vertragen, können Sie Kurkumawurzelpulver auch pur anwenden. Das Pulver ist in der Apotheke erhältlich. Nehmen Sie dreimal täglich 0,5 Gramm des Pulvers pur auf einem Löffel oder mit einer Oblate ein. Oder Sie verzehren täglich die kapselgroße Menge einer geschälten Kurkumawurzel (am besten vor dem Frühstück).

WICKEL, AUFLAGEN & CO. FÜR LEBER UND GALLE

Schon unsere Großmütter legten bei Völlegefühl und Problemen mit der Fettverdauung einen Leberwickel an, um sanfte Abhilfe zu schaffen. Wickel besitzen eine jahrtausendealte Tradition: Die Behandlung mit kaltem beziehungsweise kühlem und warmem Wasser gehört – ähnlich wie die Anwendung von Heilkräutern – zu den ältesten therapeutischen Maßnahmen der Menschheit. Der Beginn der modernen Wasserbehandlung, und damit auch der Wickeltherapie, liegt im 18. Jahrhundert; im 19. Jahrhundert nahm sie dann der Wörishofener Pfarrer Sebastian Kneipp (1821–1897) in seine Kneipp-Kur auf. Auch er empfahl den Leberwickel bei Leber- und Gallenbeschwerden. Heute sind Leberwickel Teil vieler Therapieprogramme von komplementärmedizinischen Kliniken und Fastenkliniken. Beim Heilfasten nach Otto Buchinger oder F. X. Mayr (**siehe Seite 104**) gehören sie ebenso zur Standardbehandlung und werden täglich nach den Mahlzeiten zwischen 12 und 14 Uhr angelegt.

Feucht-heißer Leberwickel

Der Leberwickel sorgt durch die Kombination aus Wärme und Feuchtigkeit über die Anregung der Reflexzonen für eine bessere

Die Wirkung des Leberwickels können Sie unterstützen, indem Sie das Baumwolltuch mit einem Kräuteraufguss tränken, zum Beispiel mit warmem Schafgarben- oder Löwenzahn-Tee.

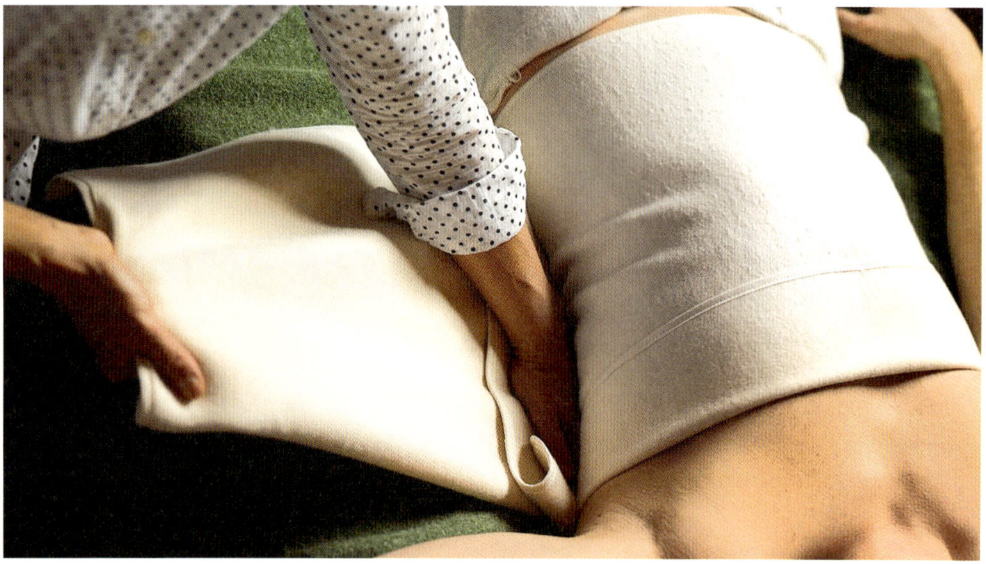

Durchblutung der Leber, der Gallenblase und der Gallengänge. Schlackenstoffe werden dadurch schneller abtransportiert und Regenerationsprozesse gefördert.

SO WIRD'S GEMACHT

Sie benötigen ein (Frottee-)Handtuch, ein Badehandtuch und eine Wärmflasche.

- Erhitzen Sie Wasser in einem Topf, und tauchen Sie ein doppelt gefaltetes Handtuch (Endgröße ca. 20 × 30 Zentimeter) hinein. Oder halten Sie es unter heißes Leitungswasser. Füllen Sie möglichst heißes Wasser in eine Wärmflasche.
- Wringen Sie das nasse Handtuch aus, und legen Sie es so heiß, wie Sie es gerade noch vertragen, auf den rechten Oberbauch halb über den rechten Rippenbogen.
- Darauf legen Sie nun die Wärmflasche.
- Fixieren Sie beides, indem Sie das längs gefaltete Badehandtuch um den Körper wickeln.
- Wenn die Auflage abgekühlt ist, beenden Sie die Anwendung, insgesamt sollte sie etwa 30 Minuten dauern.
  Bleiben Sie während dieser Zeit ruhig (im Bett) liegen.
- Idealerweise führen Sie die Anwendung in der Mittagszeit zwischen 12 und 14 Uhr durch. Wenn Sie berufstätig sind, können Sie den Leberwickel aber auch am Abend nach dem Essen (jedoch nicht kurz vor dem Schlafengehen) anlegen.

Gegenanzeigen: Die feucht-heiße Leberauflage darf auf keinen Fall angewendet werden bei Magengeschwüren, Zwölffingerdarmgeschwüren und Magenblutungen.

Variante mit dem Heublumensack

Anstelle des Leberwickels – oder auch im Wechsel mit ihm – können Sie auf Ihre Leber auch einen Heublumensack auflegen, der gebrauchsfertig in der Apotheke erhältlich ist. Hierbei werden die positiven Effekte der Wärme mit den heilenden Eigenschaften der getrockneten Blüten, Blätter und Samen verschiedener Wiesenblumen kombiniert.

SO WIRD'S GEMACHT

- Erhitzen Sie den Heublumensack etwa 20 Minuten lang im heißen Dampf über kochendem Wasser. Legen Sie dazu ein Sieb oder zwei Kochlöffel über Kreuz auf den Rand eines Topfes und setzen Sie den Heublumensack darauf.
- Nach sorgfältiger Temperaturüberprüfung an der Handgelenkinnenseite (der Heublumensack darf nicht zu heiß sein) legen Sie den Sack direkt auf den Oberbauch an den rechten Rippenbogen und befestigen ihn mit einem trockenen Handtuch.
- Die Anwendung sollte mindestens 20 Minuten dauern. Halten Sie während dieser Zeit (Bett-)Ruhe ein.

Gegenanzeigen: Nicht anwenden bei offenen Wunden, entzündlichen Prozessen im Körper, hohem Fieber oder Allergien!

KRANKE LEBER – KRANKER KÖRPER

Ulrike Arlt ist Heilpraktikerin in München mit den Schwerpunkten klassische Homöopathie, Akupunktur und Phytotherapie. Sie beschäftigt sich neben Allergien und chronischen Erkrankungen unter anderem mit Burn-out-Syndrom und Chronischem Müdigkeitssyndrom (CFS). Ein Fokus ihrer Betrachtung gilt der Leber.

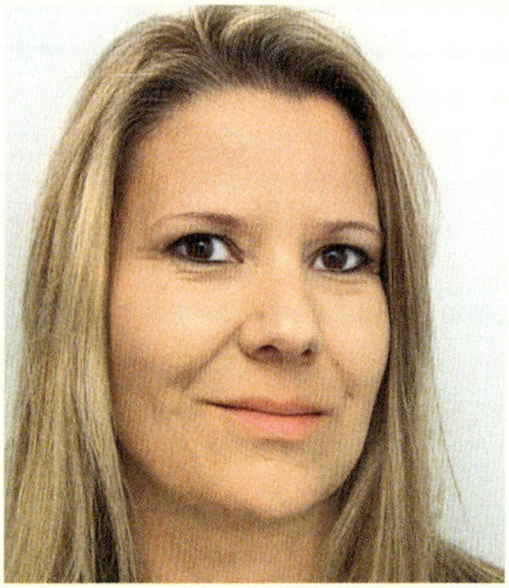

Frau Arlt, die Leberwerte sind im Normbereich, auch die Ultraschalluntersuchung ergibt keine Auffälligkeiten. Macht es dann überhaupt Sinn, leberstärkende Maßnahmen zu ergreifen?

Die Leber kann schon geschwächt sein, obwohl die Blutwerte noch intakt sind. Man merkt nur, dass man müde und ausgelaugt ist. Spätestens dann sollte man eigentlich immer eine gezielte Unterstützung der Leber ins Auge fassen.

Müdigkeit, verminderte Leistungsfähigkeit, Abgeschlagenheit können sich entwickeln, wenn der Organismus nicht mehr ausreichend mit energiespendenden Nährstoffen versorgt wird. Die Ursache dafür liegt häufig in einer geschwächten Leber, etwa weil sich in den Leberzellen viel Fett angesammelt hat. Werden diese Warnsignale ignoriert, verfettet die Leber weiter – irgendwann ist dann der Prozess hin zu einer ernsthaften Lebererkrankung wie etwa einer Leberzirrhose nicht mehr aufzuhalten.

Müdigkeit und Erschöpfung sind nicht nur typische Begleiterscheinungen einer Leberschwäche, sondern auch eines Burn-out-Syndroms. Gibt es einen Zusammenhang zwischen beiden Beschwerden?

Auf jeden Fall. Menschen mit einem Burn-out-Syndrom zeigen oft auch eine Energieblockade im Verlauf des Lebermeridians. Die Leber gilt in der Traditionellen Chinesischen Medizin, kurz TCM, als Motor des ganzen Körpers und Verteiler der Lebensenergie. Deshalb profitieren Burn-out-Betroffene ebenfalls von revitalisierenden Maßnahmen für die Leber. Gleiches gilt auch für Menschen, die zu Reizbarkeit oder depressiven Verstimmungen neigen.

Wie ist das zu erklären?

Schon seit dem Altertum wird die Leber als Sitz der Gefühle verstanden. Daher kommt zum Beispiel auch die Redensart »Ihm ist eine Laus über die Leber gelaufen«, wenn jemand verärgert ist. Und tatsächlich werden viele Menschen, die sich häufig zu starken Emotionen hinreißen lassen oder unter Stimmungsschwankungen leiden, durch eine gezielte Stärkung des Leber-Galle-Systems wieder gelassener und ausgeglichener.

Gibt es noch weitere Warnzeichen oder Symptome, die auf eine Leberschwäche hinweisen können?

Da gibt es einige. Neben den erwähnten psychisch-emotionalen Auswirkungen können ein verminderter Appetit, ein Blähbauch, Kopfschmerzen, Schlaf- oder Zyklusstörungen, aber auch Nacken- und andere Muskelschmerzen auf eine Leberschwäche hinweisen. Ebenso sind eine Allergie oder die Verschlimmerung einer bereits bestehenden Allergie mögliche Alarmzeichen. Sogar hartnäckige Augenentzündungen und andere Augenprobleme können mit einer geschwächten Leber zusammenhängen.

Das ist interessant. Was hat das Auge denn mit der Leber zu tun?

Aus schulmedizinischer Sicht gibt es zunächst keinen Zusammenhang. In der Traditionellen Chinesischen Medizin (TCM) aber sind die Sinnesorgane der Spiegel der inneren Organe. Die Leber wird dabei als »der Öffner des Auges« bezeichnet. Ein Therapeut der TCM wird deshalb bei Störungen des Auges, wie Entzündungen, Fehlsichtigkeit, Schielen, grauer Star oder erhöhter Augeninnendruck (grüner Star), immer auch die Funktionsfähigkeit der Leber überprüfen und diese gegebenenfalls gezielt stärken.

Gibt es bei einer Leberschwäche Möglichkeiten, sich selbst zu helfen, oder ist es immer notwendig, einen Arzt oder Heilpraktiker aufzusuchen und sich untersuchen zu lassen?

Eine schützende Leber- oder Gallenkur kann man auch selbst zu Hause durchführen. Vorab sollte aber grundsätzlich eine eingehende Untersuchung durch einen Arzt oder Heilpraktiker erfolgen. Dabei kann dann auch das ausgewählte Programm besprochen und durch individuelle Empfehlungen ergänzt werden. So können unerwünschte Wirkungen verhindert werden.

Was kann denn bei einer selbst verordneten Kur passieren?

Manche Menschen versuchen so rasch wie möglich zu Ergebnissen zu kommen, also beispielsweise innerhalb ganz kurzer Zeit ihr Gewicht zu reduzieren. Das kann im unglücklichsten Fall zu Gallenkoliken führen, auch wenn bis dahin keine Gallensteine bekannt waren.

Bei einer radikalen Diät mit einer stark verringerten Kalorienzufuhr wird sehr viel Fett aus dem Fettgewebe freigesetzt und in der Leber zur Energiegewinnung in Glukose umgewandelt – ein Vorgang, der der Leber besonders viel Arbeit abverlangt und nicht gerade zu ihrer Entlastung beiträgt. Dieses Fett gelangt dann auch in die Gallenflüssigkeit. Hinzu kommt, dass durch die eingeschränkte Nahrungsaufnahme nur noch wenig Gallensaft nötig ist und produziert wird; er ist dann hoch konzentriert. Stoffe, die normalerweise in gelöster Form im Gallensaft vorliegen, können dann ausfällen oder möglicherweise als Gallensteine kristallisieren.

Ist also eine Diät gar nicht die richtige Maßnahme, um die Leber zu entlasten?

Eine moderate Gewichtsreduktion ist sicher sinnvoll. Dies sollte aber nicht in Form einer »Crashkur« herbeigeführt werden, sondern eher sanft, also mithilfe einer dauerhaften Ernährungsumstellung geschehen. Wer den Verzehr von Fetten, Zucker und künstlichen Nahrungsmitteln reduziert, ist schon auf dem richtigen Weg. Frisches Obst und Gemüse der Saison, mageres Fleisch und magerer Fisch, frische Lebensmittel anstelle der Currywurst an der Ecke tun dem ganzen Organismus dauerhaft gut.

Wenn man außerdem für ausreichend Schlaf und Bewegung sorgt und auf Alkohol und Nikotin verzichtet oder den Konsum wenigstens einschränkt, wird man schon bald merken, wie die Energie zurückkehrt. Dann wird man sich nicht nur kraftvoller, sondern auch seelisch wieder ausgeglichener fühlen. Unterstützt werden die positiven Wirkungen auch durch eine Leberschutz-Kur (**siehe ab Seite 108**), die man möglichst einmal im Jahr durchführen sollte – dann hat man wirklich viel Gutes für sich selbst, seine Leber und seine Gesundheit getan.

Hilft auch eine Fastenkur, um die Leber zu stärken?

Sicher. Das Verdauungssystem hängt in seiner Funktionsweise ja eng mit der Leber- und Gallentätigkeit zusammen. Bei einer Fastenkur ist es allerdings sehr wichtig, alle möglichen gesundheitlichen Risiken und vor allem Gallensteine auszuschließen. Besonders effektiv – und zudem ein schönes Erlebnis – ist der Aufenthalt in einer Fastenklinik. Hier wird der Fastende medizinisch betreut und erhält darüber hinaus weitere entlastende und entschlackende Anwendungen wie zum Beispiel wohltuende Massagen, Güsse und Wickel. Wer eine Fastenkur in den eigenen vier Wänden plant, sollte sie am besten ebenfalls unter der Aufsicht eines erfahrenen Therapeuten durchführen.

Wichtig ist, auch zu Hause für genügend Ruhe und Erholung zu sorgen, indem man zum Beispiel Urlaub nimmt oder in dieser Zeit beruflich etwas kürzertritt. Selbstverständlich sollte während des Fastens grundsätzlich auf Alkohol und Nikotin verzichtet werden – diese Stoffe würden die Leber nur noch stärker als sonst belasten.

Welche Maßnahmen helfen noch?

- Bereits täglich eine Tasse Tee aus bitterstoffhaltigen Kräutern regt sehr effektiv die Produktion der Gallensäfte und damit eine Reinigung der Leber an.
- Bewährt hat sich auch eine Entgiftungskur mit Schüßler-Salzen. Diese Salze helfen dem Körper, fehlende Mineralstoffe bis in die Zellen zu bringen, die sie benötigen. Eine solche Kur dauert in der Regel vier Wochen, die Einnahme ist leicht durchzuführen. Bei den Schüßler-Salzen folgt man entweder den Empfehlungen in der Fachliteratur, oder man konsultiert einen Therapeuten, der eine Kur ganz individuell zusammenstellt. Dazu führt er eine Signaturen-Diagnostik durch, die auch Körperbau, Gesicht und Hautzeichen sowie andere Merkmale berücksichtigt, um herauszufinden, welche Mineralien dem Patienten fehlen.
- Auch die Homöopathie ist eine Option; hier bietet es sich an, eine Konstitutionstherapie durchzuführen. Diese ist ebenfalls immer individuell abgestimmt und sollte deshalb einem erfahrenen Therapeuten vorbehalten sein. So wird zum Beispiel ein depressiver, niedergeschlagener Patient ein anderes Mittel benötigen als ein hitziger Mensch, der bei jedem kleinsten Anlass gleich in die Luft geht. Dennoch können beide Patienten an einer Leberschwäche leiden. Das individuelle Konstitutionsmittel hilft dem Körper, sich selbst zu helfen, anstatt nur einzelne Symptome ins Auge zu fassen.

Worauf muss man achten, wenn man die Homöopathie zur Selbsthilfe einsetzt?

Wählt man selbst ein homöopathisches Mittel zur Akuttherapie aus, sollte man unbedingt zu tiefen Potenzen greifen (D4, D6, D12), da dann eine Erstverschlimmerung kaum zu erwarten ist. Außerdem darf das Mittel nicht dauerhaft, sondern nur punktuell bei akuten Beschwerden eingenommen werden. Sollten sich die Beschwerden innerhalb kurzer Zeit nicht bessern oder immer wieder kommen, ist es notwendig, einen Arzt oder Heilpraktiker aufzusuchen.

Kann man sich eigentlich im Alltag auch lebergesund ernähren?

Auf jeden Fall. Nahrung als Heilmittel einzusetzen ist eine uralte Methode, gesund zu bleiben. Besonders die chinesische Ernährungslehre nach den fünf Elementen geht auf die unterschiedlichen Bedürfnisse der verschiedenen Menschentypen ein. Hier kann ein Heilpraktiker ergänzend zur Akupunktur passende Ernährungstipps geben oder Kräutermischungen verschreiben. Aber auch unsere westliche Ernährung kann mit leberstärkenden Lebensmitteln aufwarten. Artischocken, Chicorée oder Rucola, aber auch ein Salat aus Löwenzahnblättern können ein erster Schritt auf dem Weg zur gesunden Leber sein.

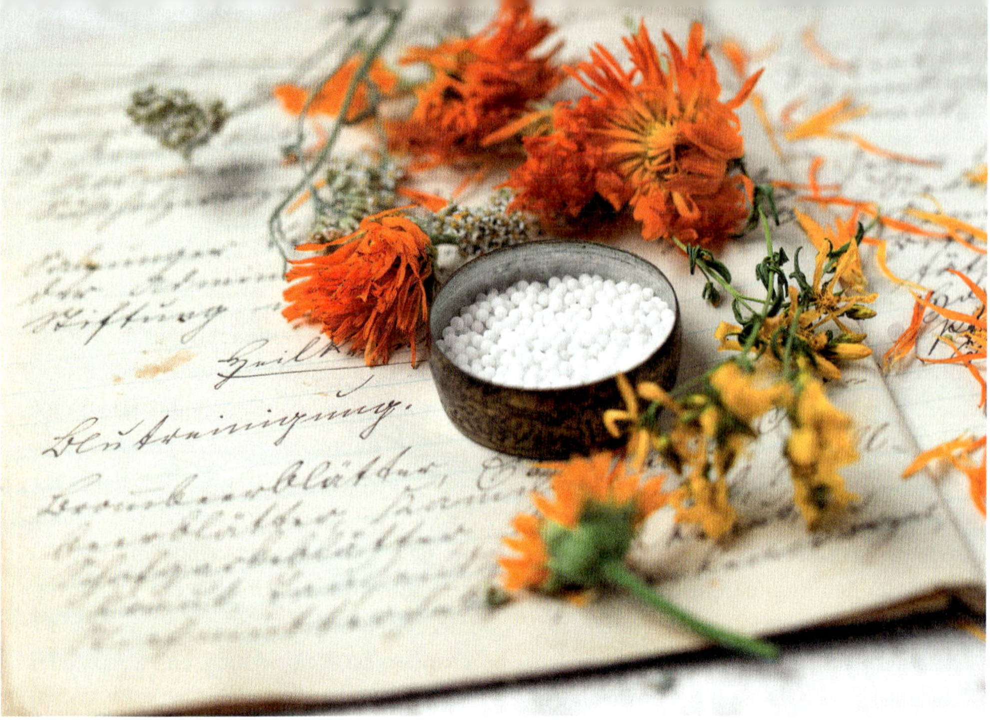

KLEINE GLOBULI, GROSSE WIRKUNG

Seit vielen Generationen stellen Homöopathie und Schüßler-Salze ihre Wirkung unter Beweis. Sie können wie die Akupressur bei Leber- und Gallenproblemen hilfreich sein. Die Homöopathie wurde vom deutschen Arzt Samuel Hahnemann (1755–1843) begründet. Er glaubte fest daran, dass sich der Körper in vielen Fällen selbst heilen kann, wenn man ihm nur die richtigen Impulse – Hahnemann sprach von »Informationen« – zur Verfügung stellt. Durch die Homöopathie wurde 70 Jahre später der Arzt Heinrich Wilhelm Schüßler (1821–1898) zu seiner »abgekürzten Therapie« mit zwölf Heilsalzen (**siehe Seite 73**) inspiriert, nachdem er zuvor 15 Jahre als homöopathischer Arzt praktizierte.

WIE WIRKEN HOMÖOPATHIKA?

Ein Wirkstoff, der in seiner Reinform bei einem Gesunden bestimmte (Krankheits-) Symptome hervorruft, kann einem Kranken mit ähnlichen Symptomen helfen, seine Selbstheilungskräfte anzuregen, um wieder gesund zu werden. Das ist das homöopathische Prinzip »similia similibus curentur« oder »Ähnliches möge mit Ähnlichem geheilt werden«. Hierfür muss der Wirkstoff allerdings in potenzierter, also hoch verdünnter Form eingenommen werden. Je höher die Potenz des Mittels, desto tiefgreifender und nachhaltiger ist seine Wirkung.

Durch das Verdünnungsprinzip ist in den homöopathischen Arzneimitteln ab der Potenz D6 chemisch kein Ursprungswirkstoff mehr nachweisbar. Vergiftungserscheinungen und Nebenwirkungen im klassischen Sinn sind deshalb nicht zu befürchten.

Kritiker berufen sich genau darauf, um der Homöopathie jegliche Wirkung abzusprechen. Dennoch können mit der Homöopathie immer wieder erstaunliche Ergebnisse erzielt werden, auch bei Beeinträchtigungen oder akuten Beschwerden, die das Leber-Galle-System betreffen.

Das Ähnlichkeitsprinzip

Das Ähnlichkeitsprinzip entdeckte Samuel Hahnemann bei seinen Selbstversuchen, um neue Medikamente für die ernsten Erkrankungen seiner Zeit zu finden. Berühmt ist sein Selbstversuch mit Chinarinde, einem Heilmittel, das damals als Abkochung gegen Malaria eingesetzt wurde. Nachdem er es – gesund, wie er war – eingenommen hatte, wurde er von Fieberzuständen, Schweißausbrüchen und Delirium heimgesucht. Er bekam also genau die Symptome, an denen die Malariakranken litten. Daraus schloss Hahnemann, dass bestimmte Wirkstoffe in verdünnter Form Kranken helfen können. Dies nannte er »Ähnlichkeitsprinzip«. Es ist bis heute die Basis für die Anwendung der homöopathischen Arzneimittel. Anschauliche Beispiele aus der Praxis sind etwa das Mittel Apis, potenziert aus dem Gift der Honigbiene, das ein hilfreiches Mittel gegen die Folgen eines Bienenstichs ist, oder Coffea (Kaffee) zur Linderung von Schlafstörungen und Schlaflosigkeit.

Potenzierung – was ist das?

Um ein homöopathisches Medikament in Form von Globuli, Tropfen oder Tabletten herzustellen, bedarf es vieler aufwendiger Arbeitsschritte, der sogenannten Potenzierung. Der Ursprungswirkstoff (Urtinktur) wird meist zunächst von Hand mit Milchzucker verrieben beziehungsweise in Alkohol gelöst. Danach

BEZUG DER MITTEL

In Deutschland sind homöopathische Mittel zwar rezeptfrei, jedoch apothekenpflichtig. Sie sind also nur in der Apotheke erhältlich.

wird er viele Male verdünnt und verschüttelt, bis er zum Schluss auf die bekannten Streukügelchen aus Milchzucker, die Globuli, aufgebracht wird. Ob eine D- oder C-Potenz hergestellt wird, hängt von der Mengenzusammensetzung bei der Verdünnung ab. Bei der Dezimalpotenz (D) geschieht die Verdünnung im Verhältnis 1:10. Das heißt, ein Tropfen der Substanz wird in jedem Potenzierungsschritt mit neun Tropfen Alkohol verdünnt und dann (oft von Hand) verschüttelt. Die Nummer, die hinter dem Buchstaben steht, sagt aus, wie oft dieser Vorgang wiederholt wird.
Bei der Potenz D6 wird also sechsmal im gleichen Verhältnis verdünnt und verschüttelt.
Bei der C-Potenz geschieht die Verdünnung jedes Mal im Verhältnis 1:100. Die Ursubstanz, aus der ein homöopathischer Wirkstoff hergestellt wird, stammt aus dem Mineralien-, Tier- oder Pflanzenreich, in besonderen Fällen werden auch Krankheitserreger verwendet. Diese als Nosoden (**siehe Seite 120**) bezeichneten Medikamente werden allerdings nicht in der Akutbehandlung, sondern nur in der Konstitutionstherapie durch einen erfahrenen Homöopathen verordnet.

Bei der Homöopathie steht nicht die Krankheit, sondern der kranke Mensch im Mittelpunkt.

CHRONISCHE LEBERBESCHWERDEN

Bei chronischen Leberbeschwerden wird in der Regel eine Konstitutionsbehandlung durchgeführt. Dabei kommen Mittel zum Einsatz, die einen ganzheitlichen Ansatz berücksichtigen, eine besonders tief greifende Wirkung haben und deshalb immer individuell von einem erfahrenen Homöopathen oder Arzt ausgesucht und genau dosiert werden müssen.

AKUTMITTEL ODER KONSTITUTIONSBEHANDLUNG?

Bei wiederkehrenden Beschwerden oder chronischen Erkrankungen setzt die Homöopathie auf eine Konstitutionsbehandlung, da die Lebenskraft des Menschen generell geschwächt ist. Die Lebenskraft ist zuständig für die Gesundheit, also auch die Regenerationsfähigkeit und die Selbstheilungskräfte. Ist sie verbraucht, stirbt der Mensch. Bei einer Konstitutionsbehandlung verschreibt der Therapeut nicht nur ein Mittel für die aktuelle Krankheit, sondern er sucht das individuell zum Patienten passende Mittel, das seine Lebenskraft wieder aufbaut und stärkt. Dabei bezieht er sowohl die jeweilige Krankheit als auch die persönlichen Umstände, Emotionen und Gedanken, Ereignisse und familiäre Hintergründe mit ein.

LEBER UND GALLE HOMÖOPATHISCH UNTERSTÜTZEN

Auf den nächsten Seiten stellen wir Ihnen Homöopathika vor, mit denen Sie die Leber in ihrer Entgiftungs- und Stoffwechseltätigkeit oder auch ihre Regeneration, zum Beispiel nach einer überstandenen Erkrankung, wirksam unterstützen können.
Nicht zur Selbstbehandlung geeignet sind dagegen akute Erkrankungen wie Gallenkoliken oder eine Leberentzündung – deren Behandlung ist grundsätzlich Sache des Therapeuten.

Welche Potenzen eignen sich zur Selbstbehandlung?

Grundsätzlich gilt: Über einen Zeitraum von drei bis fünf Tagen können homöopathische Mittel in D-Potenzen bedenkenlos zur Selbstbehandlung eingesetzt werden. Wir empfehlen Potenzen bis maximal D12, um eine eventuelle Erstverschlimmerung (Verstärkung der Symptome durch das Homöopathikum **siehe Seite 119**) zu vermeiden.
Eine Begleittherapie bei einem chronischen Krankheitsverlauf kann durch einen erfahrenen Homöopathen eingeleitet werden. Er wird in diesem Fall höchstwahrscheinlich eine Konstitutionsbehandlung vorschlagen. Eine solche Therapie bietet sich zum Beispiel zur Linderung von Erschöpfungssymptomen oder von Verdauungsbeschwerden an, wie beispielsweise bei wiederkehrenden Problemen mit der Fettverdauung.

SO GEHEN SIE AM BESTEN VOR

- Verschaffen Sie sich zunächst einen Überblick, welche Mittel bei Ihren Beschwerden infrage kommen könnten, indem Sie die Beschreibungen ab **Seite 68** lesen.
- Wählen Sie drei oder vier Mittel aus und vergleichen Sie diese miteinander.
- Achten Sie nicht nur auf die Symptome, sondern auch auf die Modalitäten (**siehe unten**). So kann zum Beispiel Trinken bei einem Mittel unterstützend wirken und dadurch den Zustand verbessern, ihn beim Vergleichsmittel hingegen verschlechtern. Dieser Unterschied weist Ihnen dann den Weg zum richtigen Mittel.

MODALITÄTEN

Modalitäten beschreiben die Umstände, die Ihre Beschwerden verstärken oder aber verbessern können. Häufig angeführte Modalitäten sind zum Beispiel eine Verbesserung beziehungsweise Verschlimmerung durch Ruhe oder Bewegung, durch den Aufenthalt an der frischen Luft oder in Innenräumen, durch Druck oder Druckentlastung, durch kalte oder warme Getränke beziehungsweise Speisen. Aber auch unterschiedliche Tageszeiten, Gemütsverfassungen oder Körperpositionen (etwa das Liegen auf einer Körperseite) gehören dazu.

Die wichtigsten Mittel für Leber und Galle

BRYONIA CRETICA D12 (ROTBEERIGE ZAUNRÜBE)

Das Mittel ist hilfreich bei einem empfindlichen Oberbauch.

Körperliche Symptome: Stechende oder ziehende Beschwerden im Bereich des rechten Oberbauchs, stärker durch Bewegung.

Allgemeine Symptome: Sie sind ärgerlich und gereizt (»die Galle läuft über«); außerdem haben Sie großen Durst auf kalte Getränke, die Sie in großen Schlucken trinken.

Besser: Durch Ruhe und einen festen, großflächigen Druck auf die Bauchregion; Sie möchten auf der schmerzhaften Seite liegen.

Schlimmer: Durch leichte Berührung.

CARDUUS MARIANUS D4 (MARIENDISTEL)

Das Homöopathikum bietet sich bei Leber- und Gallenschwäche an und kann auch als Begleittherapie zur schulmedizinischen Behandlung einer Leber- oder Gallenerkrankung eingesetzt werden; es hilft auch bei Fettsucht (Adipositas) und Diabetes.

Körperliche Symptome: Ihre Zunge ist weiß belegt, an den Rändern und an der Spitze rot; Zahneindrücke sind sichtbar. Der Stuhl kann heller sein als sonst, eventuell ist Ihnen übel, Sie erbrechen.

Allgemeine Symptome: Sie haben keinen Appetit, Völlegefühl sowie dumpfe, lang anhaltende Beschwerden im rechten Oberbauch. Ihre Stimmung ist gedrückt.

Besser: Durch Liegen auf der schmerzfreien Seite, Ruhe und warme Umschläge.

Schlimmer: Durch Druck und Bewegung.

Hinweis: Das Mittel ist nicht nur ein Akutmittel, eine längere Einnahme muss aber mit dem Therapeuten abgesprochen werden.

CHELIDONIUM MAJUS D12 (SCHÖLLKRAUT)

Chelidonium regt die Gallenfunktion an und hilft bei Beschwerden im rechten Oberbauch, die zur rechten Schulter ausstrahlen.

Körperliche Symptome: Stechende und krampfende Beschwerden, die hartnäckig in der Gegend des inneren, unteren Winkels des rechten Schulterblatts sitzen. Einschnürendes Gefühl quer über den Nabel; eventuell Übelkeit und Erbrechen.

Allgemeine Symptome: Sie sind müde und neigen zu depressiven Verstimmungen.

Besser: Durch warme Speisen und Getränke sowie Liegen auf der linken Seite und Zurückbeugen.

Schlimmer: Durch Bewegung.

LEPTANDRA D6 (VIRGINISCHER EHRENPREIS)

Das Mittel bietet sich an, wenn Ihre Gallenblase operativ entfernt wurde, Sie jedoch weiterhin unter Beschwerden leiden.

Körperliche Symptome: Sie haben chronischen, pechschwarzen, nach Teer stinkenden

Durchfall, der Bauchbereich ist ausgeprägt schmerz- beziehungsweise berührungsempfindlich.
Allgemeine Symptome: Sie fühlen sich schwach und sind niedergeschlagen.
Besser: Nach dem Stuhlgang und durch Liegen auf dem Bauch.
Schlimmer: Durch Bewegung, bei feuchtem Wetter, durch Trinken von kaltem Wasser.

LYCOPODIUM CLAVATUM D12 (KEULEN-BÄRLAPP)

Vor allem bei länger anhaltenden Leberproblemen mit Verdauungsstörungen bewährt.
Körperliche Symptome: Sie haben starke Blähungen mit Völlegefühl schon nach dem Essen von kleinsten Mengen. Die Gärungsprozesse verursachen lautes Gluckern im Unterbauch. Oft leiden Sie schon seit Längerem unter Verstopfung.
Allgemeine Symptome: Sie vertragen keine enge Kleidung am Bauch und essen gern Süßigkeiten.
Besser: Durch Bewegung, an frischer Luft.
Schlimmer: Nach dem Essen, durch Aufenthalt in geschlossenen Räumen.
Hinweis: Für Lycopodium clavatum spricht, wenn alle Beschwerden rechts beginnen und wenn die Schmerzen in der Zeit zwischen 16 und 20 Uhr am größten sind.

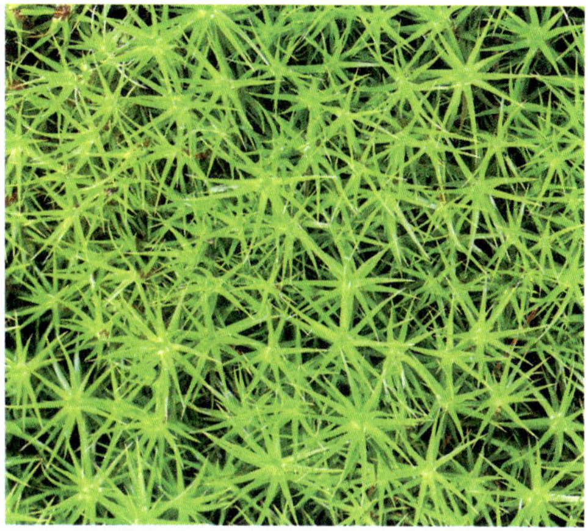

Der Keulen-Bärlapp (Lycopodium clavatum) steht unter Naturschutz.

MYRICA CERIFERA D6 (WACHS-MYRTE)

Bei Leberschwäche hilfreich. Besteht eine Lebererkrankung mit Symptomen einer Gelbsucht (Ikterus), ist es eines der infrage kommenden Lebermittel.
Körperliche Symptome: Mund und Rachen sind trocken, der Geschmack im Mund ist bitter und faulig, Mundgeruch. Ihre Zunge ist krustig belegt. Der Stuhl ist weich, übel riechend und blass bis hellgelb.
Allgemeine Symptome: Sie fühlen sich sehr müde und niedergeschlagen, Ihr Nachtschlaf ist unruhig und kaum erholsam. Sie haben keinen Appetit, leiden unter Völlegefühl und übel riechenden Blähungen, andererseits macht Ihnen aber auch ein Hungergefühl zu schaffen. Fetthaltige Speisen vertragen Sie schlecht; Sie haben ein starkes Verlangen nach Saurem. Dumpfe Beschwerden im rechten Oberbauch.
Besser: An der frischen Luft.
Schlimmer: Nach dem Erwachen.

NUX VOMICA D12 (BRECHNUSS)

Bei allen Leberproblemen und Verdauungsbeschwerden mit stechenden Schmerzen, die zur rechten Schulter ziehen. Frühmorgens sind die Beschwerden oft besonders stark ausgeprägt.

Körperliche Symptome: Verstopfung, auch im Wechsel mit Durchfall.

Allgemeine Symptome: Sie sind sehr gereizt und gestresst, oft aus beruflichen Gründen, und neigen zu übermäßigem Konsum von Kaffee, Alkohol oder anderen Genussmitteln. Sie sind häufig überempfindlich gegenüber Licht, Geräuschen und Gerüchen.

Besser: Abends und in Ruhe; durch Wärme.

Schlimmer: Durch Kälte und frühmorgens.

SULFUR

Sulfur (seine Ausgangssubstanz ist Schwefel) ist nicht nur das am besten geprüfte Mittel der homöopathischen Arzneimittellehre, sondern es ist auch eines der ganz großen Arzneien in der Homöopathie, das praktisch alle Krankheiten lindern kann, wenn der Typ auf Sulfur passt. Bei chronischen Beschwerden sollte jedoch von einer Selbstanwendung abgesehen werden und die Behandlung durch einen erfahrenen Homöopathen erfolgen.

PHOSPHORUS D12 (GELBER PHOSPHOR)

Das Mittel eignet sich als Begleittherapie bei einer Leberfunktionsstörung als Folge einer Fettleber.

Körperliche Symptome: Getränke werden eventuell wieder erbrochen, sobald sie im Magen warm geworden sind.

Allgemeine Symptome: Sie haben ein Gefühl von Leere und Schwäche im Bauch sowie ein Verlangen nach kalten Getränken und Speisen (zum Beispiel Eiscreme).

Besser: Durch Reiben oder Massieren der schmerzhaften Gegend; beim Liegen auf der rechten Seite.

Schlimmer: Vor Mitternacht.

SULFUR D12 (SCHWEFEL)

Ein wichtiges Reinigungs- und Ausleitungsmittel (**siehe links**), das einen großen Bezug zur Leber hat, außerdem hat es sich nach der Behandlung von Akuterkrankungen mit schulmedizinischen Arzneien bewährt.

Körperliche Symptome: Stichartige Beschwerden im Bereich der Leber, Aufstoßen und heftiges Rumoren im Bauch sowie Sodbrennen. Auch morgendlicher Durchfall oder Schwächegefühl im Magen mit Übelkeit gegen 11 Uhr am Vormittag möglich.

Allgemeine Symptome: Sie vertragen Hitze schlecht und haben oft heiße Füße, vor allem nachts. Sie essen gern Fettiges, Herzhaftes und Süßes und haben trotz Unwohlseins einen guten Appetit.

HOMÖOPATHISCHE MITTEL EINNEHMEN UND DOSIEREN

Die unten angegebene Dosierung der homöopathischen Mittel gilt für akute Beschwerden im Leber-Galle-System. Bei chronischen Beschwerden oder wenn Sie Fieber haben, wenden Sie sich bitte an Ihren Homöopathen oder Heilpraktiker.

DOSIERUNG DER MITTEL

- Bei akuten Beschwerden nehmen Sie anfangs jede halbe Stunde eine Gabe à fünf Globuli ein, die Sie in der Backentasche oder unter der Zunge möglichst langsam zergehen lassen.
- Zwei bis drei Stunden nach Beginn der Beschwerden erhöhen Sie den Abstand der Einnahme auf zwei Stunden.
- Am nächsten Tag nehmen Sie dreimal täglich jeweils fünf Globuli ein.

Achtung: Werden die Beschwerden nach ein bis zwei Tagen nicht besser, haben Sie das falsche Mittel gewählt, oder die Beschwerden sind nicht zur Selbsttherapie geeignet.

BEI DER EINNAHME BEACHTEN

Mit den folgenden Hinweisen können Sie den Behandlungserfolg optimieren:

- Geben Sie homöopathische Globuli aus der Flasche auf die Handfläche oder – noch besser – auf einen Plastiklöffel (kein Metalllöffel) und von dort in den Mund. Nun lassen Sie die Globuli in der Backentasche oder unter der Zunge zergehen.
- Halten Sie die Globuli nicht zu lange in der Hand, da der Wirkstoff nur außen aufgebracht ist und sich ablösen könnte. Das gilt vor allem dann, wenn Sie die Mittel einem anderen Menschen zur Einnahme geben möchten.
- Wichtig ist, dass Sie rund zehn Minuten vor und nach der Einnahme nichts essen und trinken, denn der Wirkstoff gelangt über die Mundschleimhaut ins Blut. In dieser Zeit also auch nicht Kaugummi kauen oder Zähne putzen.
- Verzichten Sie während einer homöopathischen Behandlung auf Alkohol, Kaffee und Nikotin sowie auf ätherische Öle oder Kampfer; diese Stoffe könnten die homöopathische Wirkung herabsetzen. Bei chronischen Beschwerden setzt die Homöopathie vor allem auf eine Konstitutionstherapie: Der erfahrene Therapeut bestimmt nach einer eingehenden Anamnese ein Mittel, das nicht nur zum Krankheitsbild passt, sondern individuell auf den Patienten unter Berücksichtigung seiner ganzen Persönlichkeit abgestimmt ist.
- Bewahren Sie die Homöopathika an einem trockenen, lichtgeschützten Ort auf.

MIT SCHÜSSLER-SALZEN DIE LEBER ENTLASTEN

Ebenfalls sanft und ohne Nebenwirkungen arbeiten die Schüßler-Salze. Entdeckt wurden sie vor über 140 Jahren von dem Deutschen Dr. Wilhelm Heinrich Schüßler (1821–1898), der als Arzt mit der Homöopathie gute Erfahrungen gemacht hatte. Er glaubte daran, dass mit den richtigen Mitteln die Selbstheilungskräfte angeregt werden können und so eine dauerhafte Gesundung erfolgt. 1870 änderte Schüßler seine medizinische Arbeit grundlegend, nachdem er sich mit den Studien zur Zellforschung von Prof. Moleschott (1822–1893) beschäftigt hatte. Moleschott legte erstmals dar, dass ein Mangel an Mineralstoffen Störungen im Mikroorganismus des Körpers auslösen kann.

Mineralstoffe als Schlüssel zur Gesundheit

Von nun an war es Schüßlers Ziel, diese Mineralstoffe ausfindig zu machen. So forschte er nach den Substanzen, die nötig sind, um einen Menschen am Leben zu erhalten – dazu untersuchte er sogar die Asche von Toten. In der Folgezeit isolierte er zwölf Mineralstoffe, die er in den Resten von Knochen, Haut, Haaren und Bindegewebe fand. Schüßler glaubte – und das war zur damaligen Zeit ein revolutionärer Gedanke –, dass für ein einwandfreies Funktionieren des Körpers diese von ihm isolierten Mineralstoffe in ausreichender Menge vorhanden sein müssen.

Schüßler veröffentlichte 1873 erstmals seine Theorie in der Allgemeinen Homöopathischen Zeitung und stieß damit zunächst auf viel Skepsis und Kritik unter den Homöopathen. 1876 verließ er den Homöopathischen Zentralverein aufgrund von Anfeindungen hinsichtlich seiner Theorie.

SELBSTHEILUNG MIT MINERALSALZEN IN HOMÖOPATHISCHER FORM

Alle für uns wichtigen Mineralstoffe kommen in der Nahrung vor und werden normalerwei-

DR. SCHÜSSLERS GESUNDHEITS-GRUNDSÄTZE

- Krankheiten – und hier schließt Schüßler ausdrücklich auch Infektionskrankheiten ein – entstehen durch einen Mangel an bestimmten lebensnotwendigen Salzen (Mineralstoffen) im Körper.
- Durch die Zuführung der fehlenden Stoffe von außen kann Heilung und Linderung erfolgen.
- Eine Schüßler-Salz-Gabe enthält allergeringste Mengen und ist damit keine Mineralstoff-Ersatztherapie.
- Die Zufuhr der fehlenden Mineralstoffe erfolgt in einer homöopathischen Verdünnung, sodass der Übertritt der Heilsalze über die Schleimhäute im Mund unmittelbar ins Blut erfolgen kann.

se über die Speisen vom Körper aufgenommen. Dort sind sie nicht nur an allen Stoffwechselprozessen beteiligt, sondern sie bilden auch die Grundlage für das Wachstum und den Körperbau. Schüßlers Ziel war es aber nicht, dem Körper noch mehr Mineralstoffe zuzuführen, vielmehr wollte er ihm helfen, die zur Verfügung stehenden richtig verwerten zu können.
Ausgehend von der Erkenntnis, dass die normale Tätigkeit der körperlichen Zelle nur mit einem gewissen Gehalt an anorganischen Salzen möglich ist, begann Schüßler eben diese Mineralsalze in potenzierter Form zu verabreichen. Damit soll ein Reiz auf die Zellen ausgeübt werden, die lebenswichtigen Mineralien vermehrt aus der Nahrung aufzunehmen und richtig zu verteilen. Das entspricht dem Prinzip der Homöopathie als Weitergabe von »Informationen«, um die Selbstheilungskräfte des Körpers anzuregen. Dieses Prinzip nannte Schüßler »eine abgekürzte Therapie« und seine Mineralsalze »biochemische Funktionsmittel«, da sie die chemischen Vorgänge direkt in der Zelle beeinflussen. Heute hat die Behandlung mit Mineralsalzen nach Schüßler weltweit viele Tausend Anhänger.

Schüßler-Salze als Ergänzung

Man könnte nun annehmen, dass die Schüßler-Therapie nur eine Form der orthomolekularen Medizin ist, bei der Vitamine und Mineralstoffe in einer hohen Dosierung eingenommen werden, die in der Regel um ein Vielfaches höher liegt als die empfohlene Tagesdosis. Das stimmt so nicht, denn mit Schüßler-Salzen nehmen Sie keine zusätzliche Dosis an Mineralstoffen ein. Vielmehr verbessert sich die Aufnahme des zugeführten Stoffs, wenn Sie zum Ausgleich eines Mangels (orthomolekular) Mineralstoffe einnehmen müssen und dies durch die ergänzende Einnahme von Schüßler-Salzen unterstützen. So kann zum Beispiel das Salz Nr. 3 Ferrum phosphoricum die Verwertung von Eisen zum Ausgleich eines Eisenmangels verbessern, ebenso können die beiden Kalzium-Salze – Nr. 1 Calcium fluoratum und Nr. 2 Calcium phosphoricum – die Aufnahme von Kalzium in den Knochen verstärken.
Allerdings entspricht diese Form der Anwendung von Schüßler-Salzen nicht der klassischen Behandlungsweise im Sinne von W. H. Schüßler. Denn Therapeuten, die mit Schüßler-Salzen arbeiten, verordnen sie bei

MINERALSALZE – SCHÜSSLER-SALZE: DER UNTERSCHIED

Mineralsalze sind etwas anderes als Schüßler-Salze: Mit Ersteren gleichen Sie einen Mangel des Mineralstoffdepots in Ihrem Körper aus, mit Schüßler-Salzen behandeln Sie Ihre Beschwerden auf der feinstofflichen Ebene.

WANN DER THERAPEUT GEFRAGT IST

- Folgen Sie bei einem nachgewiesenen Mineralstoffmangel unbedingt der Empfehlung des Arztes. Verordnet er Ihnen ein bestimmtes Mineralstoff-Präparat zur Einnahme, können Sie unterstützend das entsprechende Schüßler-Salz einnehmen, um die Aufnahme und Verfügbarkeit der zugeführten Substanz zu verbessern.
- Auch wenn Ihre Erkrankung zur Symptomenliste des von Ihnen ausgewählten Schüßler-Salzes »passt«: Lassen Sie vorsichtshalber erst die Ursache durch einen Arzt oder Heilpraktiker abklären, um unerkannte Krankheiten auszuschließen, bevor Sie zu Schüßler-Salzen greifen.
- Bei Leber- und Gallenproblemen können Schüßler-Salze sowohl vorbeugend als auch zur Entgiftung und Entlastung eingesetzt werden, sie eignen sich jedoch nicht zur Behandlung eines akuten oder entzündlichen Geschehens. In diesem Fall sind die Schüßler-Salze höchstens begleitend – und dies auch nur nach Absprache mit dem behandelnden Arzt oder Heilpraktiker – eine Therapieoption.

den Symptomen und Krankheiten, die im Mittelbild beschrieben sind. Damit ist eine Auflistung von Beschwerden, bei denen Schüßler-Salze helfen können, sowie ihrer Wirkung im Körper gemeint.

Das Schüßler-Salz ist passend, selbst wenn eine Blutuntersuchung meist keinen Mineralstoffmangel anzeigt. Das ist kein Widerspruch, sondern eher die Bestätigung von Schüßlers These der »Verteilungsstörung«: Dem Körper stehen zwar Mineralstoffe zur Verfügung, doch kann er sie nicht am richtigen Ort einsetzen und scheidet sie ungenutzt mit dem Urin wieder aus. Das kann auch auf die Leber zutreffen, die für ihre vielfältigen Aufgaben ebenfalls auf Mineralstoffe angewiesen ist.

Die wichtigsten Schüßler-Salze zur Entgiftung

Es gibt insgesamt 24 Schüßler-Salze, zwölf Basissalze und zwölf Ergänzungsmittel. Im Folgenden sind die drei Salze aufgeführt, die aufgrund ihres Schwefel-Bestandteils die Leberfunktion stärken und die Entgiftung des Körpers ankurbeln. Wie Sie die Salze im Rahmen einer Leberschutz-Kur einsetzen können, erfahren Sie ab **Seite 112**.

Zudem können Sie die Salze vorbeugend als alleinige Maßnahme über einen Zeitraum von vier Wochen einnehmen. Dabei sollten Sie je zwei Tabletten des Salzes Nr. 10 vor dem Frühstück, des Salzes Nr. 6 vor dem Mittagessen und des Salzes Nr. 12 vor dem Schlafengehen einnehmen. Sie erhöhen den Effekt, wenn Sie zusätzlich abends einen Leberwickel anlegen (**siehe Seite 58 ff.**)

NR. 6 KALIUM SULFURICUM D6

Wegen des Schwefel-Bestandteils (Sulfat) in Kalium sulfuricum ist das Salz maßgeblich an allen Entgiftungsvorgängen beteiligt und hilft dem Körper, Cystein zu bilden. Diese Aminosäure wird in Haut, Haaren, Nägeln und im Knorpel benötigt.

Anwendungsgebiete: Kalium sulfuricum hat sich bei Ausschlägen und chronischen Haut- und Schleimhauterkrankungen, bei schlecht heilenden Wunden und Abschuppungen der Haut bewährt.

Vor allem unterstützt es die Entgiftungsfunktion der Leber, gerade wenn diese durch Gifte belastet ist. Wer zu Melancholie und Ängstlichkeit neigt – Gefühle, die mit der Leberfunktion in Verbindung gebracht werden –, profitiert ebenso von diesem Salz. Bräunliche Hautflecken oder Verfärbungen, insbesondere an den Augenlidern, rund um Nase und Mund oder an der Stirn sowie plötzlich und sehr zahlreich auftretende Leber- oder Altersflecken können auf einen Mangel am Schüßler-Salz Nr. 6 hinweisen.

NR. 10 NATRIUM SULFURICUM D6

Seine Wirkung wird auch mit »Klärstrom« umschrieben, denn es regt den Stoffwechsel an und fördert generell die Ausscheidung. Dadurch unterstützt es die Leber.

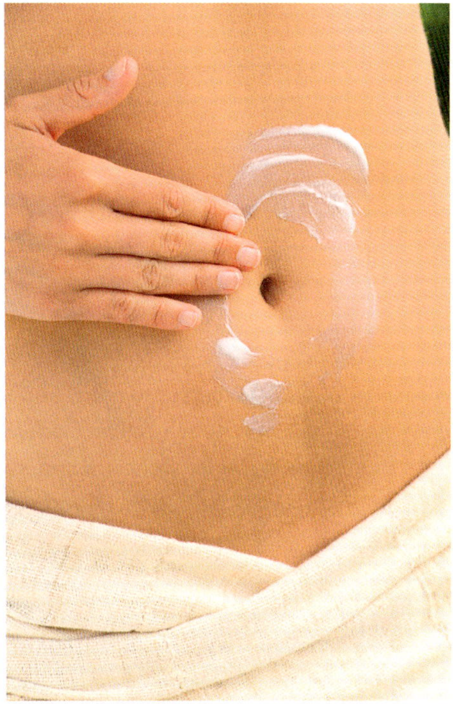

Mit der Schüßler-Salbe Nr. 6 unterstützen Sie die Leber bei der Entgiftung.

Anwendungsgebiete: Leitet überschüssige Flüssigkeiten aus dem Körper beziehungsweise aus den Zellen, entwässert, reinigt und entgiftet den ganzen Körper – es »klärt«. Das Salz fördert die Produktion von Verdauungssekreten und regt somit die Funktion von Leber, Gallenblase und Darm an. Außerdem unterstützt es die Nierentätigkeit. Das Mittel hilft bei Störungen der Fettverdauung, Blähungskoliken, Ödemen und nässenden Hautausschlägen.

NR. 12 CALCIUM SULFURICUM D6

Das Salz Nr. 12 nimmt eine Sonderstellung ein, denn Schüßler selbst hatte dieses Salz wieder aus seiner Mittelliste gestrichen, da er dessen Wirkung auch in den anderen Salzen zu finden glaubte. Doch seine Nachfolger nahmen es wieder in die Liste auf.

Anwendungsgebiete: Das Salz Nr. 12 regt den Gallefluss an und wirkt reinigend und entgiftend, es beschleunigt die Stoffwechselvorgänge in der Zelle und unterstützt außerdem die Bildung von neuen Zellen. Dadurch kann es auch zur besseren Funktion und Regeneration der Leber beitragen. Es wirkt entzündungshemmend auch bei chronischen Entzündungen.

Potenzierung, Einnahme und Dosierung der Salze

Schüßler-Salze sind ebenso potenziert wie homöopathische Mittel (**siehe Seite 65 f.**), damit sie über Schleimhäute und Blut schnell an ihren Bestimmungsort im Körper gelangen. Angeboten werden sie als gepresste Milchzucker-Tabletten zur Einnahme. Für Menschen, die keinen Milchzucker vertragen, gibt es die Schüßler-Salze auch als Globuli und in Tropfenform. Im Allgemeinen gilt: Eine Tablette entspricht zehn Tropfen oder zehn Globuli. Insulinpflichtige Diabetiker müssen die Tabletten wegen des Milchzuckergehalts bei der Berechnung ihrer Broteinheiten berücksichtigen (50 Tabletten entsprechen einer Broteinheit).

BEZUG DER SALZE

In Deutschland sind Schüßler-Salze zwar rezeptfrei, jedoch apothekenpflichtig, sie sind also nur in der Apotheke erhältlich. Einige Internetapotheken bieten ein breites Sortiment an Schüßlersalzen in unterschiedlichen Dosierungen an.

Am wirksamsten ist immer die Standard-Potenz, die Schüßler seinerzeit selbst festgelegt hatte; meist ist das die Potenz D6. Biochemische Mittel, die eine Besserung bei chronischen Erkrankungen herbeiführen sollen, müssen oft über Monate regelmäßig eingenommen werden.

Die in diesem Buch vorgestellten Schüßler-Salze für die Leber sollten als entgiftende Maßnahme täglich über einen Zeitraum von vier Wochen eingenommen werden. Die Regeldosierung für Erwachsene und Kinder über zwölf Jahren beträgt dreimal täglich zwei Tabletten, die man langsam im Mund zergehen lässt, am besten unter der Zunge. Einschränkungen während der Therapie, wie der Verzicht auf scharfe Gewürze, Kaffee oder auf ätherische Öle wie Menthol oder Kampfer bei den homöopathischen Mitteln, gelten bei den Schüßler-Salzen nicht.

Achten Sie darauf, dass Sie während der Behandlung mit Schüßler-Salzen viel trinken (ideal ist eine Mindestmenge von zwei Litern pro Tag).

AKUPRESSUR TUT GUT!

Die Akupressur ist eine der ältesten Heilmethoden der Traditionellen Chinesischen Medizin – aus ihr ging später die stärker wirksame Akupunktur hervor. Die Akupressur unterstützt effektiv das Leber-Galle-System bei seiner Arbeit. Sie ist die »kleine Schwester« der Akupunktur und eignet sich gut zur Selbstbehandlung, wenn man die Drucktechnik beherrscht und die richtigen Druckpunkte kennt. Im Therapiekonzept der Traditionellen Chinesischen Medizin sind beide wichtige Methoden, die bei einer Vielzahl von Erkrankungen zum Einsatz kommen.

Die Traditionelle Chinesische Medizin – eine uralte Heilkunst

Die Traditionelle Chinesische Medizin basiert auf der Idee, dass eine Krankheit die Folge eines gestörten Energiekreislaufs oder eines Energiemangels ist. Diese Lebensenergie (Qi) fließt in festen Bahnen, den sogenannten Meridianen, durch den Körper. Die Meridiane sind jeweils einem Organ zugeordnet. So spricht man etwa vom Herz-, Leber- oder Gallenblasenmeridian. Insgesamt kennt die Traditionelle Chinesische Medizin zwölf Hauptmeridiane, die jeweils auf der rechten und linken Körperseite liegen, und zwei außerordentliche Leitbahnen in der Mitte des Körpers, das Konzeptionsgefäß und das Lenkergefäß. Auf diesen Meridianen liegen hunderte Akupunkturpunkte, die verschiedenen Beschwerden zugeordnet sind. Die Akupressur zielt darauf ab, durch manuell ausgeübten Druck auf bestimmte Akupunkturpunkte (Akupressurpunkte) Energieblockaden aufzulösen und so den Qi-Fluss zu verbessern.

Wie funktionieren Akupunktur und Akupressur?

Akupunktur und Akupressur wirken im Wesentlichen als Reflexzonentherapie: Bei der Akupunktur werden sterile Einmalnadeln, meist aus Stahl, für etwa 20 Minuten in die Akupunkturpunkte eingestochen. Dagegen massiert man bei der Akupressur die gleichen Punkte einige Minuten lang mit festem Druck

DIE BEHANDLUNGSFORMEN DER TRADITIONELLEN CHINESISCHEN MEDIZIN

Neben Akupunktur und Akupressur umfasst die Traditionelle Chinesische Medizin weitere wichtige Behandlungsformen. So wird etwa bei der Moxibustion (auch Moxa-Therapie genannt) – ähnlich wie bei Akupunktur und Akupressur – durch das Abbrennen kleiner Mengen getrockneter Beifußblätter (Artemisia vulgaris) über Moxibustionspunkten auf der Haut eine Anregung der körpereigenen Kräfte erreicht. Eine sehr wichtige Rolle spielt auch die Kräutertherapie, die mit speziell zubereiteten Dekokten arbeitet. Ein Dekokt ist ein wässriger Extrakt, der durch das Kochen von Hölzern, Wurzeln und Rinden gewonnen wird.

LEBERWIRKSAME AKUPRESSURPUNKTE

Ziel der Akupressur ist es, den blockierten und aufgestauten Energiefluss im Körper wieder anzuregen und dadurch die Selbstheilungskräfte des Körpers zu aktivieren. In der Illustration sind Leber-, Gallenblasen- und Magenmeridian mit den relevanten Akupressurpunkten verzeichnet, die Sie massieren können.

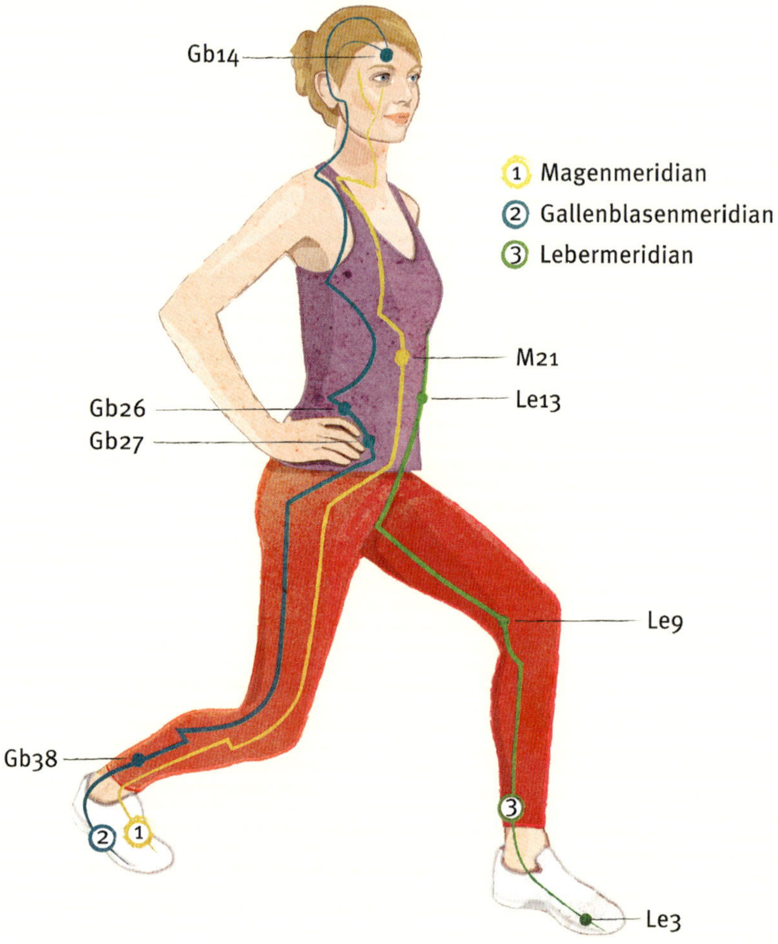

zum Beispiel der Fingerkuppe. Auf diese Weise wird die Störung beziehungsweise Blockade des Energieflusses aufgehoben, und die Beschwerden lassen nach. Ein häufiger Grund für die Anwendung der beiden Methoden ist die Linderung von akuten Schmerzen. Hierbei wirkt die Stimulierung der Punkte auf zwei Ebenen: Zum einen wird die Weiterleitung der Schmerzempfindung im Rückenmark blockiert, zum anderen werden im Gehirn Botenstoffe (Endorphine) ausgeschüttet, die ebenfalls Schmerzen dämpfen.

Wie wird die Akupressur angewendet?

Um einen Effekt zu erzielen, ist es wichtig, die Akupressurtechnik genau zu kennen. Eine häufige Methode ist die Fingerdruckmassage: Es wird eine Fingerkuppe (Daumen, Zeige- oder Mittelfinger) möglichst genau auf den Akupunkturpunkt aufgelegt. Dann wird mit einer kreisenden Bewegung im Uhrzeigersinn gleichmäßiger, fester Druck ausgeübt. Dabei reiben Sie nicht mit dem Finger über die Haut, sondern verschieben vielmehr die Haut, auf der die Fingerkuppe fest liegt, gegen das darunterliegende Gewebe. Jeden Punkt sollten Sie beidseits zweimal täglich etwa zwei bis drei Minuten lang massieren, bei akuten Schmerzzuständen nach Möglichkeit so lange, bis der Schmerz nachlässt. Während der Behandlung sollten Sie weder hungrig sein, noch sollten Sie gerade gegessen haben. Statt mit dem Finger können Sie den jeweiligen Punkt auch mit einem speziellen Akupressurstäbchen massieren. Eine Häkelnadel ist dafür ebenfalls gut geeignet.

Punktekombinationen für Leber und Gallenblase

Nachfolgend stellen wir Ihnen Punktekombinationen zur gezielten Stärkung des Leber-Galle-Systems vor. Die Bezeichnung der Punkte, zum Beispiel Gb 34, setzt sich aus der Abkürzung für den Meridian (Le = Leber, M = Magen, Gb = Gallenblase) plus einer Nummer für die Lokalisation auf dem Meridian zusammen. Alle unten genannten Punkte und die dazugehörigen Meridiane finden Sie in der Abbildung links.

ZUR REVITALISIERUNG DER LEBER

Le 13: Er liegt am inneren Rand der 11. Rippe. Fahren Sie von den Brustwarzen senkrecht nach unten, bis Sie den unteren Rand Ihrer Rippen erreichen. Dort kommt von außen noch eine »kurze« Rippe nach innen. Den Punkt, an dem diese »kurze« Rippe auf den Rippenbogen trifft, massieren Sie behutsam auf beiden Seiten.

Le 9: Er befindet sich an der Innenseite des Oberschenkels, etwa acht Finger oberhalb der Kniescheibe am inneren Rand des Oberschenkelmuskels. Diese Stelle ist oft druckschmerzhaft.

Le 3: Er liegt auf dem Fußrücken. Fahren Sie vom Mittelfußknochen Richtung Großzehe und massieren Sie nahe des Mittelfußkno-

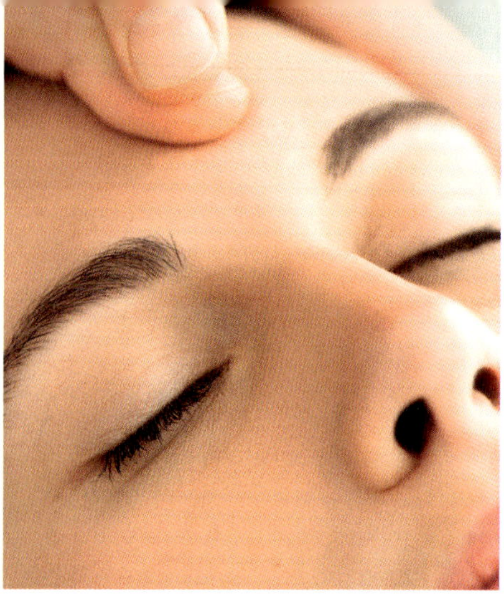

Wenn man die jeweiligen Druckpunkte kennt, hilft die Akupressur bei einer Reihe von Gesundheitsstörungen.

chens in der Kuhle, die sich zwischen den Sehnen der ersten Zehe (Großzehe) und zweiten Zehe bildet.

BEI GALLENBLASENPROBLEMEN UND GELEGENTLICHEN SCHMERZEN IN DER GALLENBLASENGEGEND (RECHTER OBERBAUCH)

M 21: Denken Sie sich eine Linie vom unteren Ende des Brustbeins bis zum Nabel. Der Punkt liegt auf der Hälfte der Strecke zwei Daumenbreit nach außen.

Gb 38: Er befindet sich an der Außenseite des Unterschenkels. Gehen Sie vom äußeren Fußknöchel vier Daumenbreit nach oben und rutschen Sie dann leicht nach vorn an die Kante des Unterschenkelknochens.

Le 13: Er liegt am inneren Rand der 11. Rippe. Zur genauen Lokalisation (**siehe Seite 78**).

AKUTPUNKTE BEI EINER GALLENKOLIK

Wenn Sie den Verdacht haben, dass Ihre Schmerzen durch eine Gallenkolik ausgelöst werden, müssen Sie sofort einen Arzt aufsuchen. Bis die eigentliche Behandlung beginnt, versuchen Sie mittels Akupressur der folgenden Punkte Ihre Schmerzen zu mildern:

Gb 14: Dies ist der wichtigste Punkt. Er liegt auf der Stirn auf halber Höhe zwischen Augenbrauen und Haaransatz. Fahren Sie von der Pupille ausgehend (geradeaus nach vorn schauen) senkrecht nach oben, bis Sie im Stirnknochen eine leichte Vertiefung spüren können. Massieren Sie hier, bis die Schmerzen nachlassen.

Gb 26: Orientieren Sie sich am bereits beschriebenen Punkt Le 13 und ziehen Sie von diesem Punkt eine gedachte Linie zum Nabel. Der Punkt Gb 26 liegt von Le 13 aus gesehen zwei Daumenbreit nach außen (weg vom Nabel).

Gb 27: Suchen Sie den vorderen Dorn Ihrer Beckenschaufel (der Punkt, der in Rückenlage am weitesten nach oben ragt). Fahren Sie von dort aus einen Zentimeter nach innen.

ZUM ARZT!

Bitte beachten Sie die Grenzen der Selbstanwendung: Heftige Schmerzen und Beschwerden, vor allem wenn sie mit Fieber einhergehen, sind immer Gründe für einen Arztbesuch!

SPORT ENTLASTET DIE LEBER

Ohne regelmäßige körperliche Aktivität werden Ihre Bemühungen, die Funktion Ihrer Leber nachhaltig zu unterstützen, nur halb so effektiv sein.

Sie haben keine Zeit, regelmäßig Sport zu treiben? Auch dann, wenn die Umstände dagegensprechen, brauchen Sie nicht auf ein körperlich aktiveres Leben zu verzichten.

EIN BEWEGTER TAG IST EIN GUTER TAG!

Tatsächlich gibt es eine Vielzahl von Möglichkeiten, immer wieder kleine Bewegungsmomente in den Tagesablauf einzubauen:

- Beginnen Sie Ihren Tag doch einfach mal mit ein paar Streck- und Dehnübungen.
- Nutzen Sie Ihre Mittagspause für einen kleinen Spaziergang.
- Gehen Sie beim Telefonieren auf und ab.
- Wenn Sie viel sitzen, lockern Sie Ihre Rücken- und Nackenmuskulatur von Zeit zu Zeit mit kurzen Übungen.
- Benutzen Sie stets die Treppe anstelle des Aufzugs.
- Verabreden Sie sich am Abend mit Freunden zum Kegeln oder zum Tanzen.

UND SO PROFITIERT DIE LEBER:

- Regelmäßiges Training hilft beim Abnehmen. Sport regt den Stoffwechsel an und steigert den Kalorienverbrauch. Dadurch steigert auch die Leber ihre Syntheseleistung und baut Energiereserven ab.
- Regelmäßiger Sport – am besten mindestens an drei Tagen in der Woche für jeweils 30 bis 45 Minuten – fördert die Durchblutung der Leber.
- Wer ordentlich schwitzt, scheidet Schadstoffe über die Haut aus. Diese Schadstoffe müssen nicht mehr über die Leber abgebaut werden – sie wird entlastet.

BITTE VORAB MIT DEM ARZT KLÄREN

Da die Leber auch das in der Muskulatur während der körperlichen Betätigung anfallende Laktat (Milchsäure) »recycelt«, um daraus wieder Energieträger zu produzieren, sollte bei einer Lebererkrankung vorab mit dem Arzt abgeklärt werden, ob etwas gegen eine sportliche Betätigung spricht. In der Regel ist eine Lebererkrankung jedoch kein Hinderungsgrund. Im Gegenteil: Studien legen nahe, dass der Verlauf einer chronischen (keiner akuten!) Leberentzündung durch moderate körperliche Belastung über Ausdauersportarten wie beispielsweise Walken positiv beeinflusst wird.

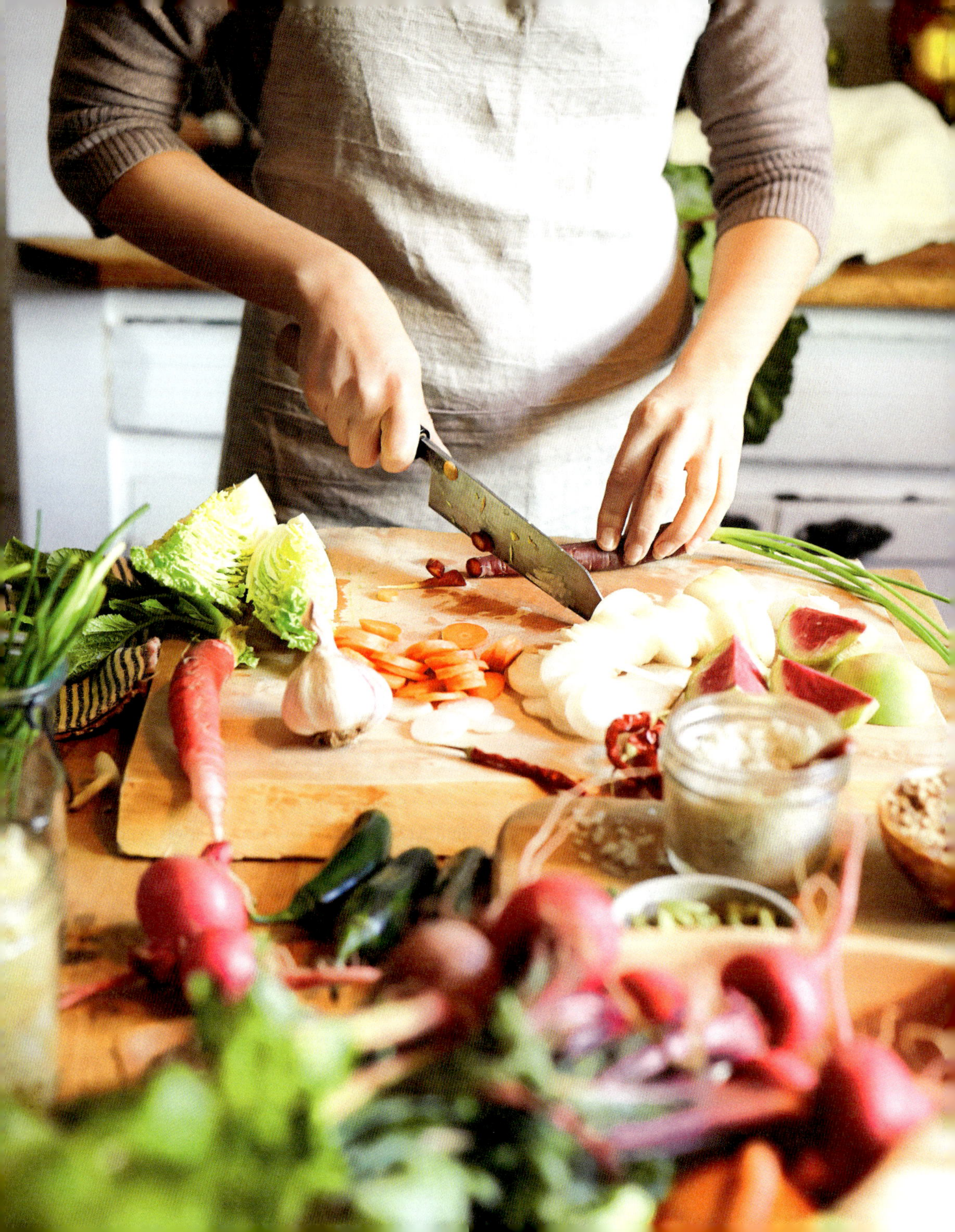

SO BLEIBT IHRE LEBER GESUND

Ausgewogen essen hält nicht nur schlank, sondern auch Ihr Leber-Galle-System gesund. Und wer seine Leber gezielt stärken möchte, führt zusätzlich einmal im Jahr eine Leberschutz-Kur durch.

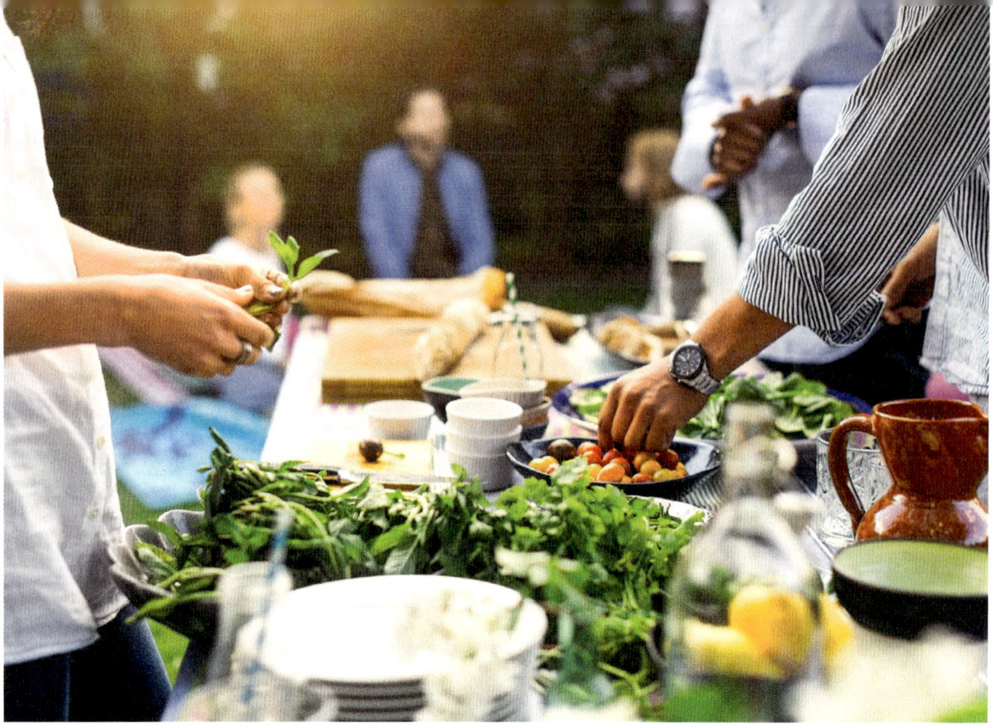

LEBERGESUND ESSEN UND LEBEN

Der effektivste Leberschutz beginnt bei den einfachen Dingen des täglichen Lebens. Wer gesund isst, auf regelmäßige Bewegung achtet, Alkohol und Nikotin aus seinem Leben verbannt und sich zudem von Zeit zu Zeit Auszeiten gönnt, um der Stressfalle zu entgehen, kann einer Erkrankung der Leber auch ohne spezielle Entlastungs- und Entgiftungsmaßnahmen vorbeugen. Das klingt gut, ist in der Hektik des modernen Alltags aber nicht immer so leicht umzusetzen. Das zeigt sich schon in unseren Ernährungs- und Trinkgewohnheiten: Noch schnell den dritten »Coffee to go« auf dem Weg zum Termin besorgen, dazu ein süßes Gebäckstück vom Bäcker oder ein Wurstbrötchen vom Straßenverkauf verzehren – so sieht für viele Berufstätige das Mittagessen während der Arbeitswoche aus. Und nach einem anstrengenden Tag reicht oft die Energie nicht mehr, um sich aufzuraffen, das Sportzeug anzuziehen und die Muskeln zum Beispiel durch Joggen, Radfahren oder Schwimmen in Schwung zu bringen. Dann ist doch eher der gemütliche Abend auf dem Sofa bei einem Stück Pizza, Knabberzeug und einem Glas Bier angesagt. Allerdings: Fastfood oder industriell zubereitete Fertiggerichte, keine Muße beim Essen, zu wenig oder falsche Getränke, die Zigarette zur Entspannung anstelle des sehr viel effektiveren Entspannungstrainings, das obligatorische Feierabendbier – all dies verschafft dem Leber-Galle-System viel Arbeit.

BELASTETE LEBER DURCH FALSCHE ERNÄHRUNG

Etwa 30 Tonnen Lebensmittel werden in 75 Lebensjahren in Ihrem Körper verstoffwechselt. Und weil die Leber die Oberhoheit über sämtliche Stoffwechselaktivitäten hat, wirkt sich ein Zuwenig an essenziellen Nährstoffen oder ein Zuviel an Kohlenhydraten, Fetten und künstlichen Lebensmittelzusätzen immer auch auf ihre Leistungsfähigkeit aus. Deshalb geht an einer Überprüfung Ihrer Ernährung kein Weg vorbei, wenn Sie es sich zum Ziel gesetzt haben, Ihre Leber zu stärken. Hier schon einmal ein grober Überblick, welche Stoffe in der Nahrung die Leber – neben Alkohol, Medikamenten, Nikotin und anderen Giftstoffen – auf Dauer so stark belasten können, dass sie krank wird:

- Versteckte Fette, zum Beispiel in Fertiggerichten, fettreichen Fleisch-, Wurst- oder Käsesorten, und zu viel raffinierter Zucker, etwa in Softdrinks, Marmelade oder süßem Gebäck, muss die Leber verstoffwechseln. Das kann sie auf Dauer überfordern. Sie beginnt, Fette einzulagern – eine Fettleber entsteht.
- Viele von uns nehmen zu wenige Ballaststoffe (**siehe Seite 87**) auf. Damit schaden sie ihrem Darm und ihrer Leber. Denn Ballaststoffe haben – neben vielen anderen Vorzügen – auch die Fähigkeit, die Leber in ihrer Entgiftungsfunktion zu entlasten (**siehe Seite 19**). Dies gilt vor allem für die, die wasserlöslich sind.

Wege zu einer lebergesunden Ernährung

Hat sich erst einmal eine Fettleber entwickelt oder hat ein Gallenstein eine üble Kolik ausgelöst, reichen gute Vorsätze nicht mehr aus

> **ZUSATZSTOFFE**
>
> Die Leber belasten nicht nur versteckte Fette in den Nahrungsmitteln und zu viel Zucker, sondern auch künstliche Aromen und Zusatzstoffe beziehungsweise Konservierungsmittel.

– jetzt muss gehandelt werden und zwar nicht nur schnell, sondern auch nachhaltig. Und das heißt: Ändern Sie Ihre Essgewohnheiten dauerhaft, um das Leber-Galle-System gezielt zu entlasten und seine Funktionsfähigkeit dauerhaft zu verbessern.

Eine fett- und eiweißarme Leberschonkost, wie sie früher oft verordnet wurde, ist nicht notwendig. Stattdessen setzen die Mediziner heute auf Vollwertkost – oder eine leichte Version davon, eine moderate Ernährungsumstellung, die den Körper mit allen wichtigen Nährstoffen versorgt. Im Wesentlichen folgt sie den Prinzipien der von der Deutschen Gesellschaft für Ernährung (DGE) propagierten Vollwertkost, jedoch lässt sie bestimmte Lebensmittel oder Speisen weg, die als »schwer verdaulich« gelten beziehungsweise mit denen ein erhöhtes Risiko verbunden ist, Unverträglichkeiten auszulösen – und zwar nicht nur bei Kranken, sondern auch bei Gesunden (**siehe Tabelle unten**). Diese Form der Ernährung empfiehlt sich vor allem dann, wenn die Leber als Folge von Fetteinlagerungen vergrößert ist, eine Neigung zu Gallensteinen besteht und natürlich, wenn nach dem Essen immer wieder Verdauungsprobleme auftreten.

UNVERTRÄGLICHKEITEN BEI NAHRUNGSMITTELN

Die Prozentzahl gibt den Anteil der Bevölkerung Deutschlands an, der die angegebenen Lebensmittel nicht verträgt.[1]

Hülsenfrüchte 30 %	hart gekochte Eier 15 %
Gurkensalat 29 %	frisches Brot 14 %
Frittiertes 22 %	Bohnenkaffee 12 %
kohlensäurehaltige Getränke 20 %	Geräuchertes 11 %
Weißkohl 20 %	Stein- und Kernobst, alle Nüsse 7 %
fette Speisen 17 %	Paniertes 7 %
Paprikagemüse 17 %	Pilze 6 %
Sauerkraut, Rotkraut 16 %	Lauch 6 %
Zwiebeln (roh, gekocht) 16 %	Vollkornbrot 5 %
süße, fette Backwaren 16 %	schwarzer Tee 3 %

[1] aus: Deutsche Arbeitsgemeinschaft für klinische Ernährung und Diätetik und andere: Rationalisierungsschema von 2004

BALLASTSTOFFE ENTLASTEN DIE LEBER

Angeführt wird die Intoleranzliste der leichten Vollwertkost (**siehe Tabelle, Seite 86**) von Hülsenfrüchten, die wie Vollkornprodukte sowie viele Obst- und Gemüsesorten besonders viele Ballaststoffe enthalten.

Eigentlich gehören Ballaststoffe zu den Lieblingsstoffen der modernen Ernährungslehre, weil sie vor zahlreichen Zivilisationskrankheiten schützen können: beispielsweise vor Verstopfung, Darmkrebs und Übergewicht, aber auch vor Fettstoffwechselstörungen, Typ-2-Diabetes, Arteriosklerose und Entzündungen. Sogar der Entstehung einer Fettleber wirken Ballaststoffe entgegen. Als einzige Vitalstoffe sind sie nämlich in der Lage, Gifte im Darm zu binden.

Auf diese Weise werden die Schadstoffe über den Stuhl nach draußen befördert – der Weitertransport zur Leber fällt also flach. Das bedeutet: Wenn wir mit unserer Nahrung reichlich Ballaststoffe zu uns nehmen, wird die Leber effektiv entlastet, weil sie nun weniger entgiften muss.

Auch die Gallensäuren im Darm werden von den Ballaststoffen gefangen und nach draußen geschleust. Als Folge muss die Leber neue Gallensäuren bilden. Und da sie hierfür viel Cholesterin benötigt, sinkt der Cholesterinspiegel im Blut. Der cholesterinregulierende Effekt wird noch verstärkt, weil Ballaststoffe zudem die Cholesterinproduktion in der Leber direkt hemmen.

SINNVOLLER »BALLAST«

Weil sie unverdaulich sind und der Organismus sie eigentlich nicht verwerten kann, wurden Ballaststoffe jahrzehntelang nur als »Ballast«, also als etwas Überflüssiges eingestuft – bis man ihren Nutzen erkannte.

30 GRAMM BALLASTSTOFFE PRO TAG

Die Deutsche Gesellschaft für Ernährung e. V. (DGE) empfiehlt für Erwachsene mindestens 30 Gramm Ballaststoffe am Tag, was sich am einfachsten durch reichlichen Verzehr von Gemüse, Obst und Vollkornprodukten erreichen lässt. Ungefähr die Hälfte sollte von Getreide, der Rest aus Gemüse, Obst und Kartoffeln stammen. Zum Beispiel haben Sie mit drei Scheiben Vollkornbrot, drei mittelgroßen Kartoffeln, drei Portionen Gemüse (etwa 200 Gramm Brokkoli, eine Karotte, 100 Gramm Chicorée) und zwei Portionen Obst (zum Beispiel ein Apfel, 150 Gramm Beeren) pro Tag bereits Ihr Soll ohne große Mühe schnell erreicht!

Übrigens hängt der Ballaststoffanteil in der Nahrung nicht nur von den einzelnen Lebensmitteln selbst, sondern auch von deren Zubereitung ab. Er ist höher, wenn man Obst mit der Schale isst, die Karotten roh statt gegart zu sich nimmt und Gemüse generell möglichst wenig zerkleinert. Sobald sie passiert oder püriert werden, schrumpft der Ballaststoffgehalt auf ein Minimum.

VIELE SCHUTZWIRKUNGEN

Ein wesentlicher Grund für die gesundheitsfördernde Wirkung von Ballaststoffen ist, dass sie von den Verdauungsenzymen in Magen und Dünndarm nicht abgebaut werden können und deshalb unverdaut in den Dickdarm gelangen. Dies hat für den Körper viele Vorteile: Die rauen Fasern der Ballaststoffe reiben während ihres Transports an der Darmwand entlang und fördern so den Erneuerungsprozess der Darmschleimhaut. Den Mikroorganismen der Darmflora **(siehe Seite 119)** dienen sie als Nahrung, denn sie bauen Ballaststoffe zu kurzkettigen Fettsäuren (wie Buttersäure) ab.

Dadurch liefern sie die Schutzstoffe, die den Entstehungsmechanismen von Darmkrebs entgegenwirken. Außerdem sind Ballaststoffe sehr gute Satt- und Schlankmacher, die dafür sorgen, dass Heißhungerattacken ausbleiben.

DIE ERNÄHRUNG BEHUTSAM UMSTELLEN

Wenn Sie bisher zu wenig Ballaststoffe gegessen haben und nun umstellen wollen oder müssen, sollten Sie die Ballaststoffe allmählich in Ihren Speiseplan aufnehmen. Sonst könnten Verdauungsprobleme Ihre guten Vorsätze zunichte machen. Hören Sie auf Ihren Körper und bringen Sie ohne Druck in Erfahrung, was Ihnen gut tut.

Kurzum: Es gibt eigentlich keinen Grund, vor Ballaststoffen im Essen zu warnen – es sei denn, Sie gehören zu den Menschen, die auf den Verzehr von Ballaststoffen mit Verdauungsproblemen reagieren.

HÖREN SIE AUF IHREN KÖRPER …

Gerade Menschen mit chronischen Verdauungs-, Leber- oder Gallenblasenproblemen reagieren häufig mit heftigen Blähungen, Völlegefühl und / oder saurem Aufstoßen auf ballaststoffreiche Lebensmittel.

Oft lassen sich diese Probleme vermeiden, indem Sie Ihre Ernährung schrittweise über einige Wochen umstellen und dabei ballaststoffreiche Lebensmittel nach und nach in Ihre veränderten Ernährungsgewohnheiten integrieren. Ersetzen Sie zum Beispiel zunächst die Frühstückssemmel durch ein Vollkornbrötchen oder eine Scheibe Vollkornbrot, oder essen Sie einen Apfel anstelle des Schokoriegels als Zwischenmahlzeit. In einem nächsten Schritt ersetzen Sie dann die Weißmehlnudeln zum Mittagessen durch Vollkornreis oder Vollkornnudeln.

Wichtig ist auch, viel zu trinken, insbesondere wenn Sie Ihre Ernährung mit konzentrierten Ballaststoffquellen wie Leinsamen, Weizenkleie, Flohsamenschalen oder indischen Flohsamen ergänzen (ein Teil Quellstoff auf zehn Teile Wasser). Letztlich sollten Sie sich jedoch immer an den Grundsatz halten: Hören Sie auf Ihren Körper und essen Sie nur das, was Ihnen gut bekommt!

BEI LEBERPROBLEMEN MEIDEN

Auf folgende Lebensmittel sollten Sie bei Leberproblemen, aber auch bei chronischen Verdauungsstörungen und anderen Unverträglichkeiten verzichten:

- stark oder mit Speck angebratene, geröstete Speisen, zum Beispiel Scholle mit Speck
- fette und geräucherte Fleisch-, Wurst- und Fischwaren, zum Beispiel Leberwurst, Salami, Räucheraal und Schillerlocken
- vollfette Milch- und Käseprodukte, Sahne, Crème fraîche
- panierte und frittierte Speisen wie gebackenes Schnitzel oder gebackenes Fischfilet
- fette Brühen oder Soßen wie Sahnesoße, Béchamelsoße, Käsesoße, fette, gebundene Bratensoße
- generell frisches Brot; frische (warme) oder sehr fette Backwaren (vor allem Gebäck aus Blätterteig oder Frittiertes)
- Mayonnaise, hart gekochte Eier
- scharfe Gewürze (wie Chili, Tabasco oder frischer Ingwer), Zwiebeln und Knoblauch

… UND LASSEN SIE SCHLECHT VERTRÄGLICHE LEBENSMITTEL WEG!

Neben ballaststoffreichen Lebensmitteln gibt es weitere Nahrungsmittel, aber auch Zubereitungsarten, die überdurchschnittlich oft schlechter als andere vertragen werden. So reagieren zum Beispiel 22 Prozent der Bevölkerung mit Verdauungsstörungen auf alles, was frittiert ist, und elf Prozent auf Geräuchertes (**siehe Tabelle, Seite 86**).

SCHONENDE ZUBEREITUNG

Leichte Vollwertkost wird schonend zubereitet. Frittieren oder Braten mit viel Fett sollten Sie ebenso vermeiden wie rohe, gärende Speisen oder den übermäßigen Einsatz von raffiniertem Zucker. Generell sollten die Speisen nicht zu stark gebraten, gegrillt oder gewürzt sein. »Fad« brauchen sie trotzdem nicht zu sein, zumal es eine Reihe von Gewürzen gibt, die nicht nur sehr gut schmecken, sondern auch leberstärkend und verdauungsfördernd wirken. Beispielsweise helfen Salbei oder Paprika, fette Speisen zu verdauen, Kümmel steigert die Gallensaftsekretion und fördert damit ebenfalls die Fettverdauung, und der bitterstoffhaltige Kurkuma (ist in jeder Currymischung enthalten) ist eines der klassischen Mittel zur Stärkung der Leber (**siehe Seite 57**).

DIE ROLLE DER NÄHRSTOFFE

Weil die Mediziner Übergewicht – neben übermäßigem Alkoholkonsum – als Hauptbelastungsfaktor für die Leber einstufen, wird der Arzt oder Heilpraktiker sein Augenmerk immer auch auf die tägliche Kalorienaufnahme richten, wenn er bei Ihnen Hinweise für eine Fettleber gefunden hat. Die Gebote der

leichten Vollwertkost sehen hierfür klare Richtlinien vor: Mehr als 1800 bis 2000 Kalorien pro Tag (bei einem Body-Mass-Index unter 25, **siehe Seite 91**) sollten es nicht sein. Jede weitere Kalorie fördert die Bildung von Fettpolstern und birgt damit auch die Gefahr, dass sich immer mehr Fett in der Leber einlagert. Mitunter wird der Arzt Ihnen auch eine geringere Kalorienzahl als Grenzwert pro Tag empfehlen, je nachdem, wie viel Energie Sie durch Bewegung verbrauchen beziehungsweise ob es notwendig ist abzunehmen.
Doch kommt es hierbei nicht nur auf die Kalorienanzahl an, sondern auch darauf, in welcher Form wir die für alle Lebensprozesse notwendige Energie unserem Körper zuführen. Kohlenhydrate, Fette und Eiweiße (Proteine) sind die Energielieferanten des Körpers – aber nicht jede gelieferte Energie ist für ihn gleichermaßen nützlich.

Die zwei Gesichter der Kohlenhydrate

Besonders tückisch sind Kohlenhydrate, also Zucker: Je nachdem, von welchem Nahrungsmittel sie stammen und welche chemische Struktur sie haben, helfen sie uns entweder sehr effektiv dabei, über längere Zeit Höchstleistungen zu erbringen, oder aber sie treiben uns ins Übergewicht und lassen mit der Zeit unsere Leber verfetten.

EINFACH, ZWEIFACH, MEHRFACH

Kohlenhydrate stellen von allen Energielieferanten am schnellsten den Brennstoff für die Zellen bereit. Hierfür werden sie aus dem Essen durch die Verdauungsenzyme in ihren kleinsten Bestandteil, in Glukose (Einfachzucker, Monosaccharid), zerlegt und dann als Blutzucker ins Blut abgegeben. Wie schnell das geht, hängt davon ab, wie die Kohlenhydrate aufgebaut sind: Je komplexer ihre Struktur ist, desto länger dauert die Spaltung in verwertbare Glukose – und desto langsamer steigt der Blutzuckerspiegel an. Das ist für den Organismus wesentlich besser als der schnelle Powerschub durch einfach gebaute Kohlenhydrate.
Einfach gebaute Kohlenhydrate stellen die Energie zwar sehr schnell bereit, doch in der Folge sinkt der Energiespiegel auch ebenso rasch wieder ab (die Folge: Heißhunger auf Süßes). Vor allem aber sorgen sie dafür, dass der Blutzuckerspiegel in die Höhe schnellt. Das ruft das Bauchspeicheldrüsenhormon Insulin auf den Plan, das die Aufgabe hat, den Zucker aus dem Blut in die Zellen zu schleusen. Je höher die Zuckerkonzentration im Blut, desto mehr Insulin wird von der Bauchspeicheldrüse freigesetzt. Dies wirkt sich auch auf die Fettverwertung aus. Denn während

ZUCKER IM BLUT

Der Blutzuckerspiegel steigt immer dann, wenn wir gegessen und verdaut haben und die Energie der Nahrung ins Blut abgegeben wurde.

ÜBERGEWICHT BERECHNEN

Der Body-Mass-Index, abgekürzt BMI, ist eine Messgröße, die zur Berechnung des Körpergewichts herangezogen wird und das Verhältnis von Körpergewicht zur Körpergröße angibt. Inzwischen interessieren sich die Ärzte nicht mehr nur für den BMI, sondern auch für den Waist-to-Height-Ratio (WHtR), der Auskunft über den Bauch- beziehungsweise Taillenumfang gibt.

- **Der Body-Mass-Index** wird wie folgt berechnet: BMI = Körpergewicht (in Kilogramm) dividiert durch das Quadrat der Körpergröße (in Metern).
- Für eine 1,70 Meter große und 65 Kilo schwere Frau beträgt der BMI also 65 : (1,7 × 1,7) = 22,5. Gemäß der geltenden Adipositas-Klassifikation ist dieser BMI optimal. Erst ab einem Wert von 25 sprechen die Mediziner von Übergewicht, ab einem BMI von 30 von starkem Übergewicht oder Adipositas.
- **Der Waist-to-Height-Ratio:** Dahinter steht die Erkenntnis, dass viele Fettdepots im Bauchraum (viszerales Fett) die Gesundheit gefährden – selbst dann, wenn eigentlich Normalgewicht besteht. Ermittelt wird der WHtR (das »Taille-zu-Körpergröße-Verhältnis«), indem zunächst der Taillenumfang mit dem Maßband (in Höhe des Bauchnabels) gemessen wird. Dieser Wert wird nun durch die Körpergröße in Zentimetern geteilt. Als Richtwerte gelten:

20- bis 40-Jährige

- < 0,40 Untergewicht
- 0,40–0,50 Normalgewicht
- 0,51–0,56 Übergewicht
- 0,57–0,68 Fettleibigkeit
- > 0,68 schwere Fettleibigkeit

Zwischen 40 und 50 Jahren

- Für jedes zusätzliche Lebensjahr addieren Sie 0,01 Punkte dazu.

50 Jahre und älter

- < 0,40 Untergewicht
- 0,40–0,60 Normalgewicht
- 0,61–0,66 Übergewicht
- 0,67–0,78 Fettleibigkeit
- > 0,78 schwere Fettleibigkeit

Sie können sich aber auch an den offiziellen Zielwerten der medizinischen Fachgesellschaften orientieren. Danach sollte der Taillenumfang bei Frauen unter 80 und bei Männern unter 94 Zentimetern liegen.

Ein deutlicher Anstieg des gesundheitlichen Risikos besteht für Frauen ab einem Umfang von 88, für Männer ab einem Umfang von 102 Zentimetern.

der Insulinausschüttung wird kein Fett verbrannt – also wandert es in die Fettdepots an Hüften, Po, Oberschenkeln und Bauch – und wenn das Überangebot an Fetten zu groß ist, auch in die Leber (**siehe Seite 29**). Müssen die Leberzellen immer wieder mit großen

Mengen an Fettmolekülen (vor allem Triglyzeriden) fertig werden, streiken sie und drosseln die Produktion des Regulatorproteins namens TBL1 – das ist der Startschuss für die Entstehung einer Fettleber.

KOHLENHYDRATE NACH IHREM GLYKÄMISCHEN INDEX

Der Einfluss eines Lebensmittels auf den Blutzuckerspiegel beziehungsweise darauf, wie viel Insulin die Bauchspeicheldrüse nach dem Verzehr ausschüttet, wird mithilfe des glykämischen Indexes auf einer Skala von 1 bis 100 gemessen. Dieser Wert besagt, wie schnell ein Lebensmittel den Blutzuckerspiegel ansteigen lässt. Lebensmittel mit einem niedrigen glykämischen Index (unter 51) gelten als natürliche Schlankmacher, weil nach ihrem Verzehr der Blutzuckerspiegel moderat ansteigt. Dazu gehören unter anderem Roggenbrot, Pumpernickel oder Vollkornbrot, fettarme Käsesorten und andere Milchprodukte, Eier, Nüsse, Geflügel, Soja und viele Sorten an Obst, Gemüse, Salat und Hülsenfrüchten. Einen hohen glykämischen Index haben zum Beispiel Weißmehlbrote, süße Backwaren, Marmelade, Pommes frites und Chips, aber auch weißer Reis, Cornflakes, Müsli mit Zuckerzusatz und Getränke wie Bier, Cola, Limonade und Fruchtsäfte. Sie lassen den Blutzucker rasch und hoch ansteigen. Dadurch wird besonders viel Insulin freigesetzt.
Klar, dass die Botschaft für einen effektiven Leberschutz nur lauten kann: Hochglykämische Lebensmittel meiden und stattdessen möglichst oft niedrigglykämischen Lebensmitteln den Vorzug geben. So bauen Sie nicht nur überschüssige Pfunde ab, sondern beugen auch einer Fettleber vor.

ALLES ZUCKER

Auch hinter den Bezeichnungen Saccharose, Milchzucker, Glukosesirup, Malzextrakt oder Süßmolkepulver steckt einfach nur Zucker.

VORSICHT MIT KOHLENHYDRATEN AM ABEND!

Das rege Wechselspiel »Kohlenhydrate – Blutzuckerspiegel – Insulinreaktion« ist jedoch nicht der einzige Aspekt, den man im Auge behalten sollte, wenn man sich lebergesund ernähren möchte. Zur Erinnerung: Die Vorratskammern des Körpers für überzählige Kohlenhydrate, die Glykogenspeicher, befinden sich in der Leber. Diese Speicher sind ziemlich klein und machen dicht, wenn sie überfüllt sind. Die Folge: Die Leber verarbeitet das Zuviel an Glukose kurzerhand zu Fett. Und so kann es passieren, dass Nudeln, Kartoffeln oder Gummibärchen direkt in Fett umgewandelt werden, auch wenn sie eigentlich primär Kohlenhydrate enthalten. Ein Szenario, das besonders am Abend droht, wenn schon einige kohlenhydratreiche Mahlzeiten hinter uns liegen. Achten Sie deshalb darauf, nicht zu spät zu essen (spätestens bis 20 Uhr), und verzichten Sie abends möglichst auf Kartoffeln, Nudeln, Reis, Brot und Brötchen – denn das sind die Kohlenhydratlieferanten Nummer eins. Essen Sie stattdessen lieber Nahrungsmittel mit Eiweiß (**siehe Seite 99**), etwa ein Omelett, eine Hähnchenbrust oder auch Tomaten mit Mozzarella.

AUF DIE RICHTIGEN KOHLENHYDRATE KOMMT ES AN!

Wohlgemerkt: Kohlenhydrate machen nicht prinzipiell dick oder fördern die Entstehung einer Fettleber. Doch sollte man Lebensmitteln, die komplexe Kohlenhydrate enthalten, unbedingt den Vorzug geben. Idealerweise sind sie in Stärke und Ballaststoffe eingebunden, also zum Beispiel in Hafer-, Dinkel-, Gersten- und Roggenflocken, Kleie, Kartoffeln, Sojaprodukten, Vollkornbrot, -reis oder -nudeln, Salat, Obst und Gemüse. Diese Lebensmittel machen satt und versorgen den Körper zudem mit weiteren wichtigen Vitalstoffen, allen voran mit Vitaminen, Mineralstoffen und Spurenelementen. Schränken Sie dagegen den Verzehr von industriell verarbeiteten Kohlenhydraten drastisch ein: Raffiniertes Weißmehl (Type 405), Haushaltszucker oder Fruchtzucker sind »leere« Kalorienträger, die unserem Körper nichts anderes zu bieten haben als pure Energie.

Gleiches gilt für Softdrinks wie Limonade und Cola, aber auch Ice Tea oder zuckergesüßte Fruchtsäfte. Gerade beim Genuss von zuckergesüßten Erfrischungsgetränken verliert man hinsichtlich der aufgenommenen Zuckermenge schnell den Überblick und unterschätzt diese in der Regel drastisch. Alternativen sind zuckerfreie Durstlöscher wie Mineralwasser, ungesüßte Kräutertees oder Saftschorlen im Mischungsverhältnis ein Drittel Saft zu zwei Drittel Wasser. Am besten trinken Sie pro Tag mindestens zwei Liter. Studien zeigen: Auch Kaffee verbessert die Leberwerte (**siehe Seite 95**) – sogar bei Menschen mit einer Lebererkrankung.

MAXIMALE ZUCKERMENGE

Eine Dose Cola oder Limonade (0,33 l) enthält rund 14 Stück Würfelzucker, das sind 34 Gramm purer Zucker! Die Deutsche Gesellschaft für Ernährung (DGE) empfiehlt Erwachsenen eine maximale Zuckermenge von 50 bis 60 Gramm pro Tag. Dieser Grenzwert ist schnell überschritten, selbst ohne Genuss von Limonade, denn viele Fertiggerichte, Soßen, sogar fettreduzierte Chips oder Joghurts enthalten reichlich Zucker.

Lebensnotwendiges Fett

Fett schützt uns vor Kälte, polstert unsere Organe gegenüber Stößen ab, transportiert die fettlöslichen Vitamine A, D, E und K, liefert lebensnotwendige, mehrfach ungesättigte Fettsäuren, die der Körper nicht selbst her-

SÜSSE ALTERNATIVE

Johannisbrot (etwa aus dem Reformhaus) – die süß schmeckende Frucht des Johannisbrotbaums – ist eine gute Alternative für Naschkatzen, die nicht auf Schokolade verzichten können. Der natürliche Zuckergehalt und das karamellähnliche Aroma erinnern geschmacklich an Kakao. Im Unterschied zu Kakao ist Johannisbrot jedoch fettarm, ballaststoffreich und enthält zudem reichlich Kalzium und Eisen. Johannisbrot ist außerdem frei von Cholesterin, Laktose und Gluten und deswegen auch für Lebensmittelallergiker eine schmackhafte Alternative zu Schokolade.

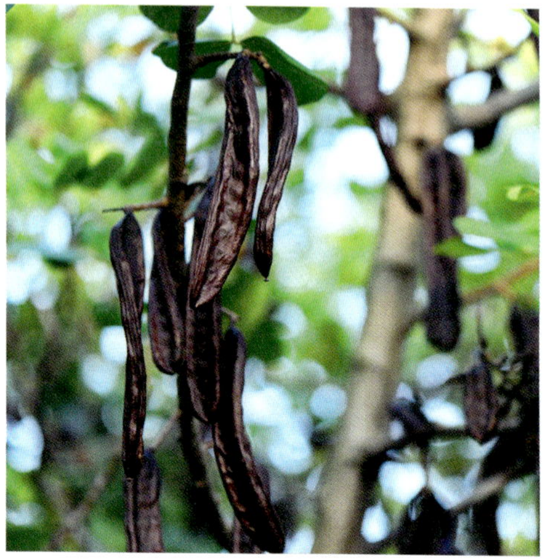

stellen kann, und ist ein wichtiger Baustoff für Nerven, Gehirn- und Immunzellen. Anders gesagt: Ohne die Zufuhr von Fett würde unser Körper zugrunde gehen.

VORSICHT VOR »LIGHT«!

Die Kehrseite von Fett: Es hat einen hohen Brennwert (1 Gramm Fett = 9,3 Kilokalorien) und liefert fast doppelt so viel Energie wie Kohlenhydrate und Eiweiß. Deshalb steht der Fettgehalt praktisch immer auf dem Prüfstand, wenn es um eine kalorienreduzierte Ernährung geht. Viele Diätkonzepte basieren deshalb auch auf einer drastischen Senkung des Fettanteils. Ebenso hat die Industrie das fettarme Postulat längst für sich entdeckt und macht mit ihren »Light-Produkten« jedes Jahr Millionenumsätze.

Allerdings: Fett ist ein toller Geschmacksträger. Wenn es fehlt, muss der Geschmack durch mehr Würze und vor allem durch mehr Zucker erreicht werden. Dass künstliche Süßstoffe keine Lösung sind, ist inzwischen belegt: Durch den süßen Geschmack erwartet der Körper Zucker und stellt deshalb viel Insulin zur Verarbeitung bereit. Erreicht ein Light-Produkt den Magen, reagiert der Körper mit Heißhunger – in der Hoffnung, so doch noch zu Zucker zu kommen. Die Folge:

ECHT »LIGHT«?

»Light«-Lebensmittel müssen mindestens 30 Prozent weniger Kalorien, Fett, Zucker oder Alkohol enthalten als das Originalprodukt.

Man isst mehr. Dies ist auch ein Grund, weshalb im »Light-Produkte-Land« Nummer eins, den USA, die Zahl der Übergewichtigen seit Jahren ansteigt.
Problematisch sind auch die zahlreichen künstlichen Zusatzstoffe, die nötig sind, um Light-Produkte schmackhaft zu machen. Sie belasten die Leber auf Dauer sogar mehr als der Verzehr von Fett.

FETTARME ALTERNATIVEN – EINE KLEINE AUSWAHL

Ganz ohne Fett geht es nicht, aber zu viel »falsches« Fett sollte es auch nicht sein. Wählen Sie daher Lebensmittel und Zubereitungsarten, von denen Sie genau wissen, welcher Fettanteil in ihnen steckt. Das ist gar nicht so leicht, wie es klingt, denn eines der Probleme unserer Wohlstandsernährung sind gerade die vielen »versteckten« Fette etwa in Wurst, Schweinefleisch, Käse, Fertigsuppen und Fertigsoßen und natürlich in Salzgebäck, Schokolade, Kuchen, Keksen, Eis und anderen süßen Speisen.

- Meiden Sie, wenn möglich, Fertigprodukte weitgehend. Wenn Sie das Kochen im Wesentlichen der Lebensmittelindustrie überlassen, haben Sie kaum noch Einfluss darauf, wie viel und welches Fett (und andere Substanzen wie Zucker, Salz oder chemische Zusatzstoffe) Sie täglich zu sich nehmen. Wenn Sie, aus welchen Gründen

KAFFEE ALS LEBERSCHUTZ

Ob Espresso, Cappuccino oder Filterkaffee – das in den Kaffeebohnen enthaltene Koffein schützt die Leber vor schädlichen Einflüssen, senkt das Risiko für Leberkrebs und die Entstehung einer Leberzirrhose und hilft sogar, den Verlauf chronischer Lebererkrankungen wie Hepatitis B und C oder eine bereits bestehende Leberzirrhose zu verlangsamen – das ist das Fazit verschiedener internationaler Studien. Ebenso profitieren Menschen mit erhöhten Leberwerten oder Übergewichtige, deren Leber bereits durch Fetteinlagerungen vergrößert ist. Warum Koffein der Leber so gut tut, ist derzeit noch nicht ganz klar. Wissenschaftler der Technischen Hochschule Aachen haben festgestellt, dass Koffein die Umwandlung von gesundem Lebergewebe in narbiges Bindegewebe zu bremsen vermag. Damit lässt sich der therapeutische Effekt von Koffein für Patienten mit einer chronischen Lebererkrankung erklären, bei denen die krankhafte Vermehrung von funktionslosem Bindegewebe in der Leber bereits begonnen hat.
Schon der Genuss von zwei bis drei Tassen Kaffee pro Tag genügt, um der Leber die natürliche Schutzwirkung des Koffeins zukommen zu lassen – egal, ob mit oder ohne Zucker und Milch. Für einen Langzeiteffekt ist es jedoch wichtig, dass Sie regelmäßig, also zum Beispiel jeden Morgen, Kaffee trinken.

FETTE UNTER DIE LUPE GENOMMEN

Es ist nicht allein eine Frage der täglich verzehrten Fettmenge, ob man immer dicker und dadurch irgendwann leberkrank (oder zucker-, gefäß- beziehungsweise herzkrank) wird. Vielmehr ist wichtig, welches Fett Sie bevorzugt verzehren.

WENIGER GUTE FETTE

- **Tierische Fette** wie Braten, Wurst, Vollfettmilch, Sahne, Butter, Rindertalg enthalten vor allem gesättigte Fettsäuren und dienen dem Organismus primär als Brennstoff zur Energiegewinnung. Von ihnen weiß man inzwischen, dass sie, wenn sie über Jahre hinweg in größeren Mengen konsumiert werden, zu Übergewicht und metabolischem Syndrom, Fettstoffwechselstörung, aber auch zu Erkrankungen von Herz und Gefäßen führen können.
- **Transfette** sind industriell gehärtete Fette, die in einigen Margarinen, raffinierten Speiseölen, in Frittiertem und Fertigprodukten stecken. Sie sind so ungesund, dass sie in New Yorker Restaurants verboten sind. Auch wenn nicht hitzestabile Öle wie kalt gepresste Öle beim Braten zu stark erhitzt werden, entstehen Transfettsäuren.

GUTE FETTE

- **Ungesättigte Fettsäuren**, die meist pflanzlicher Herkunft sind, werden nur zu etwa 60 Prozent in Körperfett umgewandelt. Den Rest nutzt der Organismus als Baufett für die Zellen oder auch, um Hormone und Enzyme bereitzustellen, die den Fettstoffwechsel ankurbeln. Das gilt für einfach ungesättigte Fettsäuren, die etwa kalt gepresstes Olivenöl oder Avocado liefern, genauso wie für mehrfach ungesättigte Fettsäuren aus Weizenkeim- und Leinöl, Nüssen und Saaten.
- **Omega-3-Fettsäuren** und davon abgeleitet die Eicosapentaensäure (EPA) und Docosahexaensäure (DHA) sind Gesundheitsfette erster Güte. Die Schutzstoffe für Gefäße, Herz und Kreislauf stecken vor allem im Leberfett von Seefisch wie Lachs, Makrele, Hering oder Thunfisch, aber auch in pflanzlichen Ölen wie Raps- und Leinöl. Omega-3-Fettsäuren wirken sich günstig auf die Blutfettwerte, die Fließeigenschaften des Blutes, den Blutdruck, den Herzrhythmus und die Leber aus. Außerdem stellt der Körper aus ihnen Eicosanoide her, die Entzündungen hemmen und deshalb Bestandteil der antientzündlichen Ernährung von Rheumakranken sind.

auch immer, auf Fertiggerichte nicht verzichten können oder wollen, dann sollten Sie bei der Zusammenstellung Ihres Speiseplans Gerichte wählen, die wenig Fett und Zucker enthalten. So sparen Sie zum Beispiel mit einer Gemüsepizza statt einer Salamipizza an Fett und Kalorien.

- Sichtbare Fette können Sie vermeiden, indem Sie zum Beispiel auf das Frühstücksbrot wenig (oder gar keine) Butter oder Margarine streichen, den Fettrand vom Schinken wegschneiden oder die Fettangaben im Rezept nach unten korrigieren.
- Wer auf sein Wurstbrot nicht verzichten möchte, sollte statt zur fetten Zervelatwurst, Salami oder Fleischwurst lieber zum mageren (Puten-)Schinken greifen.
- Gesunde Alternativen für einen Brotbelag sind auch vegetarische Brotaufstriche in verschiedenen Geschmacksrichtungen. Ebenso ist mit frischen Kräutern gewürzter Magerquark eine sehr leckere fettreduzierte Lösung.
- Bei der Zubereitung warmer Gerichte können Sie Fett sparen, indem Sie für Gebratenes beschichtete Pfannen ganz ohne Öl verwenden. Dünsten statt Frittieren spart Fett, und Soßen können mit püriertem Gemüse oder wenig Mehl gebunden werden, anstatt Sahne oder Butterflöckchen einzurühren. Ebenso können Sie frisch zubereitetes Gemüse schonend dünsten und mit Kräutern bestreuen anstatt es nach dem Kochen in Butter zu schwenken.
- Anstelle von Pommes können Sie knusprige Kartoffelspalten im Ofen auf Backpapier backen. Hierfür benötigen Sie nur ganz wenig Öl.

KOCHEN FÜR IHRE LEBERGESUNDHEIT!

Leberschutz fängt bereits bei der Zubereitung an: Vermeiden Sie gehärtete Pflanzenfette, Schmalz und Butter und geben Sie stattdessen beim Kochen hochwertigen pflanzlichen Fetten den Vorzug. Native, kalt gepresste Öle schmecken köstlich, sind besonders gesund und eignen sich vor allem zur Zubereitung von Salaten, Vorspeisen und Desserts. Werden kalt gepresstes Oliven-, Raps- oder Walnussöl erhitzt, gehen ihre wertvollen Inhaltsstoffe verloren; außerdem sind sie nicht hitzestabil genug. Deshalb verwenden Sie zum Braten und Backen besser raffinierte Pflanzenöle, deren Rauchpunkt über 160 Grad liegt. Damit ist die Temperatur gemeint, ab der das Öl zu verbrennen beginnt. Diese Temperatur sollte nicht überschritten werden, denn rauchendes Öl ist extrem gesundheitsschädlich. (Raucht doch einmal die Pfanne, das Fett unbedingt weggießen, die Pfanne saubermachen und neues Öl verwenden!) Geeignete raffinierte Öle sind Raps-, Oliven-, Soja-, Sonnenblumen-, Erdnuss- oder Maiskeimöl.

Eiweiß ist lebensnotwendig

Wir bestehen – neben Wasser und Fett – vor allem aus Eiweiß (Proteine), das heißt aus

FETTBEDARF

Der Anteil an Fetten in der täglichen Ernährung sollte ein Drittel des Kalorienbedarfs möglichst nicht überschreiten, das sind bei Frauen pro Tag etwa 60 bis 80 Gramm Fett, bei Männern 80 bis 100 Gramm.

dessen Bausteinen, den Aminosäuren. In unseren Organen und Muskeln, in unserer Haut, unseren Haaren und Nägeln stecken Aminosäuren. Praktisch an jeder Reaktion oder Funktion im Körper sind Aminosäuren beteiligt, und zwar insgesamt 20. Davon sind acht Aminosäuren essenziell, das heißt, sie können nicht vom Körper hergestellt, sondern müssen mit der Nahrung aufgenommen werden. Fehlt dem Körper auch nur eine der Aminosäuren, kommt es zu Funktionsausfällen.

EIWEISSQUELLEN MITEINANDER KOMBINIEREN

Ständig wird das Eiweiß in unserem Körper ab-, um- und wieder aufgebaut. Deshalb brauchen wir regelmäßig Nachschub. Wichtige Eiweißquellen sind Fleisch, Fisch, Eier und Milchprodukte. Aber auch pflanzliche Lebensmittel wie Getreide, Kartoffeln, Nüsse, Hülsenfrüchte oder Sprossen enthalten die unverzichtbaren Aminosäuren. Am besten lassen sich die essenziellen Aminosäuren verwerten, wenn sie mit bestimmten Kohlenhydraten kombiniert werden – so erhöht sich die biologische Wertigkeit von Eiweiß auf nahezu 100 Prozent. Das heißt: Der Körper kann aus 100 Gramm Nahrungseiweiß auch 100 Gramm für ihn »passendes« Eiweiß aufbauen. Gute Kombinationen sind beispielsweise Müsli mit Joghurt oder Milch, Vollkornbrot mit Käse oder auch Kartoffeln mit Quark oder Ei.

WORIN STECKT VIEL EIWEISS?

Erwachsene benötigen jeden Tag etwa 0,8 Gramm Eiweiß pro Kilogramm Körpergewicht. Bei einem Gewicht von 60 Kilogramm sind das täglich ca. 48 Gramm Eiweiß. In Fastfood ist das kaum zu finden. Wer sich ausgewogen ernährt, hat hingegen die breite Auswahl zwischen tierischen und pflanzlichen Quellen – denn nicht nur Hühnereier (Eigelb mehr als Eiklar) sind gute Eiweißlieferanten:

- Eiweißreich und dabei kalorienarm sind die meisten Fischsorten (sofern sie schonend zubereitet sind), etwa Barsch und Forelle, Heilbutt, Knurrhahn oder Lachs.
- Ebenfalls gute Eiweißlieferanten sind alle Fleischsorten. Besonders gut schneidet Wild ab, ansonsten sollte man magerem Rindfleisch, Pute oder Hähnchen aus biologischer und nach Möglichkeit heimischer Zucht den Vorzug geben.
- Noch mehr Eiweiß steckt in den meisten Käsesorten. Bei der Auswahl darf man aber den Fettgehalt nicht aus den Augen lassen. So passt es gut, dass zum Beispiel der fettarme Harzer Roller besonders viel Ei-

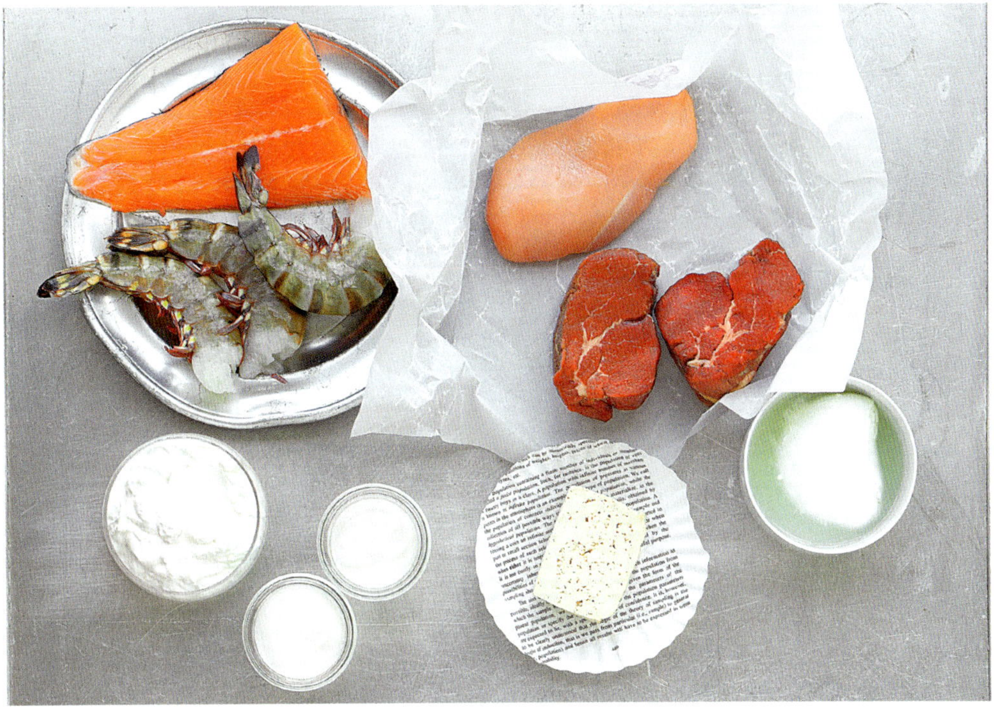

Eiweißreiche Nahrungsmittel: kombinieren Sie sinnvoll, achten Sie auf den Fettanteil, eine schonende Zubereitung und gewichten Sie weißes Fleisch höher als rotes.

weiß enthält. Das gilt aber auch für viele weitere feste Schnittkäse wie Ziegenkäse, Tilsiter, Sauermilchkäse oder Limburger, Greyerzer und Emmentaler. Absoluter Spitzenreiter ist der Parmesan mit 35 Gramm Eiweiß auf 100 Gramm Käse. Auch andere Milchprodukte wie Joghurt oder Quark sind gute Eiweißlieferanten.

- Pflanzliches Eiweiß findet sich reichlich in Sojabohnen, Sonnenblumenkernen, getrockneten Lupinenkernen, getrockneten grünen und gelben Erbsen und etwas weniger auch in Kartoffeln.

ZUM ARZT!

Ein hoher Verzehr an essenziellen Aminosäuren kann eine stark geschädigte Leber zusätzlich belasten. Besprechen Sie mit Ihrem Arzt, welche eiweißhaltigen Lebensmittel Sie essen und welche Sie meiden sollten.

LEBERGESUNDE ALTERNATIVEN

Ernähren Sie sich gesund, indem Sie leberungesunde gegen lebergesunde Lebensmittel austauschen. Mithilfe dieser Austauschtabelle fällt es Ihnen leicht, hochwertige Nahrungsmittel in Ihren Speiseplan aufzunehmen. Generell gilt: Greifen Sie möglichst selten auf Fertigprodukte zurück, sondern geben Sie, wann immer es geht, frischen Lebensmitteln den Vorzug.

Auf diese Lebensmittel sollten Sie lieber verzichten	Gesunde Alternativen
Kuchen, Torten, Fettgebackenes	einfaches Hefegebäck, Biskuitkuchen ohne Creme
frisches Brot, grobes Vollkornbrot	Brötchen, Zwieback, Knäckebrot, Mischbrot (falls gut verträglich, als Vollkornprodukte)
Spiegelei, Rührei mit Speck	Omelett, Rührei im Wasserbad, weich gekochtes Ei
Schmalz, überhitzte Bratfette, gehärtete Fette (Palmin etc.)	Maiskeimöl, Weizenkeimöl, Rapsöl, wenig Butter
panierte Speisen	gedünstete oder ohne Fett gegrillte Speisen
Wiener Schnitzel, Cordon Bleu	Putenfilet gegrillt
fettes Fleisch, z. B. Bauch- und Nackenscheiben vom Schwein, Hackfleisch vom Schwein (Mett), Rollbraten, Hammelfleisch	mageres Fleisch, etwa vom Hähnchen (ohne Haut), Pute, Rind
Speck, Salami, Zervelatwurst	magerer Schinken, Geflügelwurst, Aspikaufschnitt
Fischstäbchen	gedünstetes Fischfilet
Hering, Karpfen, Aal, Makrele	fettarmer Fisch, wie Seelachs, Scholle, Kabeljau, Forelle
Salamipizza	Gemüsequiche oder -strudel
Pommes frites, Bratkartoffeln, Kartoffelsalat mit Mayonnaise	Ofenkartoffeln, Pellkartoffeln, Salzkartoffeln, Kartoffelsalat mit Gemüsebrühe und/oder fettarmem Joghurt oder Quark
Hülsenfrüchte (Erbsen, Bohnen, Linsen), sofern sie nicht gut vertragen werden	gut verträgliches Gemüse wie Karotten, Fenchel, Spargel, Rote Beten, Kohlrabi, Tomaten
Kohlsorten wie Weißkohl, Rotkohl, Wirsing, sofern sie nicht gut vertragen werden	Salate wie Chicorée, Feldsalat, Endivie, Kopfsalat

Auf diese Lebensmittel sollten Sie lieber verzichten	Gesunde Alternativen
fette Käsesorten (Brie, Camembert), Vollfettstufe bei Joghurt, Milch und Quark	Naturjoghurt (fettreduziert oder Magerstufe), Hüttenkäse, Harzer Roller, Magerquark
Crème fraiche	Schmand
Stachelbeeren, Johannisbeeren, teilweise Kernobst	reife Äpfel, Aprikosen und Pfirsiche, Bananen, Erdbeeren, Kiwi, Orangen und Mandarinen, wenn keine Allergie vorliegt
Milchspeiseeis wie Vanilleeis, Schokoladeneis, Haselnusseis, Stracciatella, Malaga, Walnusseis	Fruchtsorbet (ohne Alkohol), zum Beispiel aus Zitrusfrüchten
Mousse au Chocolat	Schokoladenpudding
Nougat- oder Sahnecreme-Schokolade	Bitterschokolade
Vollmilchschokolade	Fruchtgummi, Bitterschokolade
Kartoffelchips, Erdnussflips (aus der Tüte)	selbst gemachte Gemüsechips, zum Beispiel aus Süßkartoffeln, Zucchini, Grünkohl, Aubergine oder Karotten
Butterkekse	Russisch Brot, Reiswaffeln, Maiswaffeln
Limonade, Cola (auch kalorienreduzierte Marken), Eistee, Alkohol in jeder Form	Kaffee, Kräutertee, Fruchtschorlen mit zwei Teilen Wasser, Malzkaffee
gesalzene Erdnüsse, gesalzene Macadamianüsse	Popcorn natur, Walnüsse, Haselnüsse, Erdnüsse (aus der Schale), Paranüsse, Mandeln, Cashewnüsse

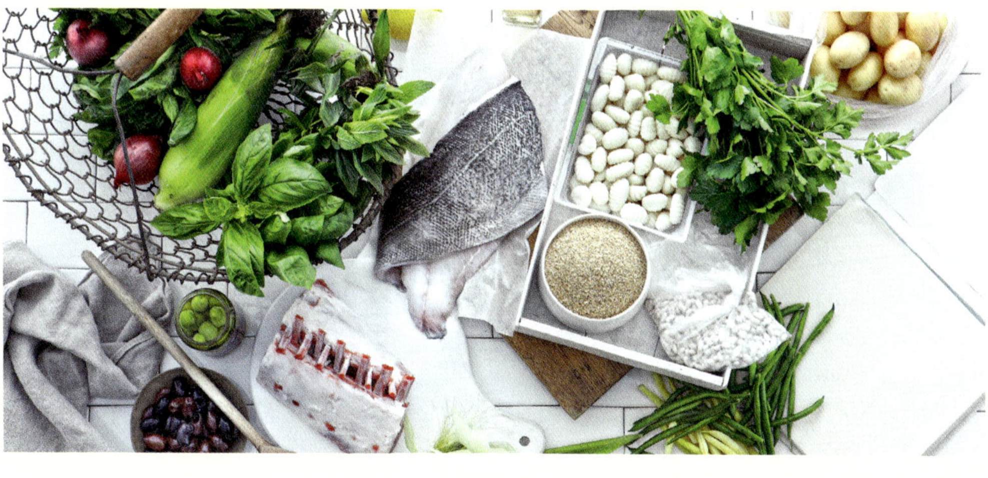

ERNÄHRUNG BEI KRANKER LEBER UND GALLE

Was wir essen, hat direkt Einfluss auf die Vorgänge in der Leber, denn hier werden die Nährstoffe und insbesondere auch Schadstoffe aus der Nahrung verstoffwechselt. Daher lassen sich über die Ernährung Krankheiten der Leber erfolgreich behandeln.

Fettleber

Lautet die Diagnose »Fettleber«, ist die Gesundheit Ihrer Leber ernsthaft gefährdet **(siehe Seite 29 f.)** Die gute Nachricht: Ihre Leber kann sich wieder vollständig erholen. Und zwar am besten mit einer kalorienreduzierten Kost, die Ihren Körper mit 1 200 bis 1 800 Kalorien täglich versorgt. Die zugeführte Energie sollte sich etwa aus 50 Prozent Kohlenhydraten, 20 Prozent Eiweiß und 30 Prozent Fett zusammensetzen. Auf diese Weise schmelzen nicht nur Fettpolster an Bauch, Hüften oder Po, sondern auch die Fetteinlagerungen in Ihrer Leber. Und: Verzichten Sie auf Alkohol!

> **URSACHE DER FETTLEBER**
>
> Fettleber kann auch als Folge chronischer Mangelernährung (Hunger und Durst) auftreten, zum Beispiel durch den Eiweißmangel infolge der Unterernährung bei Magersucht. Hauptursachen sind jedoch Alkohol und Adipositas.

Gallenprobleme

Wer immer wieder Probleme mit der Gallenblase hat, verträgt oft auch leichte Vollwertkost nicht. Gerade nach einer Gallenkolik sollte man besser erst einmal gar nichts »Festes« essen, sondern teefasten. Wenn mit der Nahrungszufuhr wieder begonnen wird, dann nur mit Schonkost wie Haferschleim oder Karottenbrei. Verhalten sich die Gallensteine ruhig, ist die leichte Vollwertkost **(siehe ab Seite 87)** jedoch meist ideal. Zudem sollten Sie auf Kaffee verzichten, da er eine angeschlagene Gallenblase so reizen kann, dass sie ihren gesamten Inhalt innerhalb von Minuten in den Darm ausschüttet und dadurch erneut eine Kolik hervorruft. Tabu sind auch üppige, stark fetthaltige Mahlzeiten sowie der Verzehr von großen Mengen an tierischen Fetten und Ballaststoffen. Einer Eindickung der Gallenflüssigkeit können Sie gegensteuern, indem Sie tagsüber viel trinken (lauwarmes, nicht kaltes Wasser oder ungesüßte Kräutertees, aber keine Limonade) und sich eine Tasse warmen Tee vor dem Zubettgehen gönnen. Das regt die Kontraktion der Gallenblase an, sodass sie sich vor der nächtlichen Ruhepause entleert. Damit wird die Verdauung des Abendessens unterstützt und einer Eindickung der Gallenflüssigkeit vorgebeugt.

AUCH OHNE GALLENBLASE ABWECHSLUNGSREICH ESSEN

Wurde die Gallenblase operativ entfernt, braucht man keine wesentlichen Einschränkungen zu befürchten. Allerdings steht dem Verdauungssystem nun weniger Gallenflüssigkeit als Verdauungssaft zur Verfügung. Wer damit Probleme hat, für den empfiehlt sich leichte Vollwertkost, wobei das Essen in fünf bis sechs kleinen Mahlzeiten über den Tag verteilt verzehrt wird.

AUSDAUERSPORT

Regelmäßiger Ausdauersport wirkt sich auch bei Fettstoffwechselstörungen positiv aus, er verbessert die Atemleistung und fördert den Knochenaufbau.

Ernährungstipps bei eingeschränkter Leberfunktion

Eine angemessene Ernährung hängt vom Grad der Leberschädigung, von möglichen Komplikationen (etwa Bauchwassersucht, Speiseröhrenkrampfadern **siehe Seite 39**), aber auch vom allgemeinen Gesundheitszustand des Betroffenen ab und muss daher individuell vom Arzt festgelegt werden. Dennoch gibt es einige Richtlinien: Bei schweren Lebererkrankungen, wie Leberzirrhose, kann meist – im Gegensatz zur Ernährung bei Fettleber – mit einer relativ fett- und nährstoffreichen Diät (nicht weniger als 2500 Kalorien pro Tag) eine Verbesserung der Leberwerte und des Allgemeinbefindens erreicht werden. So lässt sich eine Mangelernährung abwenden, die oft als Folge einer eingeschränkten Leberleistung auftritt, wenn die Leber nicht mehr ausreichend Nährstoffe synthetisieren und dem Körper zur Verfügung stellen kann.

GENERELL WIRD BEI EINGESCHRÄNKTER LEBERFUNKTION EMPFOHLEN

- Achten Sie auf eine ausreichende Energie- und Nährstoffzufuhr. Bei einer drohenden Unterernährung ist abends eine kohlenhydratreiche Mahlzeit wichtig.
- Nehmen Sie täglich ausreichend Eiweiß zu sich, andernfalls droht ein Verlust an Muskelmasse. Sinnvoll sind ca. 1,2 Gramm Eiweiß pro Kilogramm Körpergewicht, und zwar möglichst pflanzliche Eiweiße (Sojaprodukte, Hülsenfrüchte).
- Sparen Sie nicht an Fetten, indem Sie zum Beispiel Gerichte mit Sahne, Butter oder Pflanzenöl anreichern und Milchprodukte mit einem hohen Fettgehalt verzehren.
- Bevorzugen Sie Nahrungsmittel mit mittelkettigen Fettsäuren (MCT-Fette), also zum Beispiel Butter, Kokosfett und Palmkernfett. Sie werden im Darm besonders rasch gespalten. Über die Pfortader gelangen sie direkt zur Leber, wo sie sofort als Energieträger verwertet werden können.

HEILFASTEN – ERHOLSAME PAUSE FÜR DIE LEBER

Heilfasten ist eine der effektivsten Methoden, den Organismus einer umfassenden Entschlackungs- und Entgiftungskur zu unterziehen und damit auch die Leber effektiv zu revitalisieren. Durch den bewussten Verzicht auf das Essen für einen begrenzten Zeitraum wird der Körper dazu angeregt, verstärkt Stoffwechselabbauprodukte und Giftstoffe auszuscheiden. Gleichzeitig wird dem Verdauungssystem eine Art »Urlaub« verschafft, da seine Arbeit auf ein Minimum reduziert wird. Dabei stellt der Organismus systematisch auf eine reduzierte innere Ernährung um, indem er zum Beispiel auf die Fettdepots als Energiequellen zurückgreift.

Fasten-Treibstoff aus der Leber

Innere Ernährung heißt auch, dass das in der Leber gespeicherte Fett ebenfalls abgebaut wird und damit gewissermaßen als »Fasten-Treibstoff« dient. Auf diese Weise entsteht kein Hungergefühl – und die körperlich-geistige Leistungsfähigkeit bleibt trotzdem erhalten.

Neben den gesund erhaltenden und revitalisierenden Aspekten hat das Heilfasten in Bezug auf die Leber auch einen therapeutischen Effekt, insbesondere, wenn bereits erste Anzeichen einer Fettleber bestehen.

VORSICHT IST GEBOTEN

Leiden Sie an einer akuten Leberentzündung oder chronischen Lebererkrankung, dann müssen Sie auf Heilfasten verzichten, weil dadurch die Leber zusätzlich belastet wird!

STRENGES FASTEN

Reine Tee- oder Saftkuren zählen zu den strengsten Fastenkuren: Es sind bei dieser besonders strengen Form des Fastens nur Tees (wie Fenchel-, Kamillen- oder Pfefferminztee) oder frisch gepresste Obst- und Gemüsesäfte erlaubt. Diese strengen Fastenkuren sollten nur zwei bis drei Tage lang durchgeführt werden.

Fasten nach Buchinger

Man kann Heilfasten zu Hause in Eigenregie oder im Rahmen eines Kuraufenthalts unter ärztlicher Aufsicht durchführen. Zu den bekanntesten Fastenkuren gehört das Fasten nach Buchinger. Das vom deutschen Arzt Dr. Otto Buchinger in den 1930er-Jahren entwickelte Heilfasten wird auch als Trinkkur bezeichnet, bei der (wenige) Kalorien ausschließlich in flüssiger Form zugeführt werden: Tees mit Honig, frisch gepresste Obst- und Gemüsesäfte, Gemüsebrühe sowie reichlich Mineralwasser, eventuell auch Buttermilch. Unterstützt wird das Heilfasten durch Wickeltherapien und leichte Bewegungsprogramme am besten an der frischen Luft sowie durch ausgiebige Ruhezeiten.

F.-X.-Mayr-Kur

Die vom österreichischen Arzt Franz Xaver Mayr im letzten Jahrhundert entwickelte F.-X.-Mayr-Kur zielt darauf ab, den Darm – und

damit den ganzen Organismus – durch eine milde Ableitungsdiät und eine tägliche Darmreinigung umfassend zu entgiften und zu reinigen. Hierbei kommen Bittersalzlösungen, wie zum Beispiel das F.-X.-Passagesalz, das besser als das herkömmliche Bittersalz schmeckt, und Basenpulver zum Einsatz (wie Sie Bittersalze einnehmen, erfahren Sie auf **Seite 114**). Unterstützt wird die Darmsanierungskur durch Leberwickel (**siehe Seite 58 f.**), physiotherapeutische Maßnahmen wie Bauchmassagen und medizinische Bäder sowie durch Ruhezeiten. Die erste Stufe besteht aus einem Tee-Wasser-Fasten, danach folgt die eigentliche Milch-Semmel-Diät, bei der man drei bis vier Tage lang zweimal täglich je ein altbackenes Brötchen mit etwa 100 Milliliter Milch isst. Wichtig ist, dass die Brötchen gründlich gekaut werden. Zwischen den Mahlzeiten werden pro Tag bis zu vier Liter Kräutertee und stilles Mineralwasser getrunken. Nach Abschluss der Brötchentage geht man schrittweise zu einer leicht verdaulichen, vollwertigen Ernährung über.
Mayr-Kuren werden an speziellen Kurkliniken unter anderem zur Behandlung von Übergewicht und Fettleber, aber auch von Verdauungsstörungen durchgeführt.

REGELMÄSSIGE DARMREINIGUNG

Egal, für welche Fastenkur Sie sich entscheiden: Wichtig ist, dass Sie während des Fastens regelmäßig Darmreinigungen durchführen, denn die Giftstoffe und Stoffwechselrückstände, die die Leber mit der Galle in den Darm abgibt, müssen aus dem Körper transportiert werden. Und weil der Darm während des Fastens keinen Bewegungsanreiz bekommt, sollten Sie mit Einläufen nachhelfen. Damit die Abbauprodukte schneller ausgeschieden werden können, ist es zudem wichtig, sich viel zu bewegen – am besten an der frischen Luft!

EINE DARMREINIGUNG HILFT AUCH DER LEBER

Wer bei der Ernährung bisher wenig oder gar nicht auf die Gesundheit seiner Leber geachtet hat, der hat auch seinem Darm nichts Gutes getan. Bei vielen Menschen haben sich hier im Lauf der Zeit Schlacken abgelagert, die im schlimmsten Fall die Nahrungsaufnahme oder die Verdauungstätigkeit beeinträchtigen können.
Daher empfehlen Heilpraktiker oft, im Rahmen einer Kur auch eine Darmreinigung durchzuführen.

- In der Praxis des Therapeuten kann dies die Colon-Hydrotherapie leisten. Dabei handelt es sich um eine umfangreiche, allerdings maschinell gesteuerte Darmreinigung, bei der der Dickdarm mithilfe einer speziellen Apparatur mit großen Mengen Wasser durchspült wird.

- Die klassische Darmreinigung zu Hause wird mittels Einlauf durchgeführt. Alternativ können Glauber- oder Bittersalz eingenommen werden.

Allen Maßnahmen gemeinsam ist ihre abführende Wirkung. Nicht geeignet sind diese Verfahren als Therapie, wenn Sie unter Darmträgheit und regelmäßiger Verstopfung leiden, denn sie lösen nicht die dahinter stehende Ursache. Eine im Rahmen einer Fasten- oder Leberschutz-Kur regelmäßig durchgeführte Darmreinigung kann jedoch sehr entlastend sein: Mit ihr lassen sich sämtliche »Altlasten« ebenso wie die im Rahmen einer Kur aus dem Bindegewebe gelösten Giftstoffe entfernen und anschließend über den Darm ausscheiden.

Glauber- oder Bittersalz?

Als Reinigungsmöglichkeit zum Einnehmen stehen Ihnen Glaubersalz oder Bittersalz zur Verfügung. Beide können in Form von pulvrigen Kristallen in der Apotheke bezogen werden. Allerdings schmecken beide nicht besonders angenehm. Der Unterschied liegt in der Chemie.

- Beim Glaubersalz handelt es sich um Natriumsulfat, das auch in der Homöopathie und bei den Schüßler-Salzen als Natrium sulfuricum bekannt ist. Glaubersalz wird traditionell bei Leber- und Gallenstörungen eingesetzt.
- Bittersalz ist Magnesiumsulfat, das eher bei Darmproblemen zum Einsatz kommt. Gleichzeitig ist es ein bewährtes Mittel bei Magnesiummangel, auch wenn es aufgrund seines Geschmacks etwas gewöhnungsbedürftig ist.

NUR MITHILFE EINES THERAPEUTEN

Um einer Verletzung der Darmwände vorzubeugen, sollten Sie den ersten Einlauf nicht ohne fachkundige Anleitung durchführen.

Starke Helfer: Probiotika

Starke Helfer für einen gesunden Darm sind Probiotika (Einzahl Probiotikum, aus dem Griechischen: *pro bios* = für das Leben). So werden lebende Mikroorganismen bezeichnet, die sich in Dünn- und Dickdarm ansiedeln, wenn sie oral eingenommen werden. Hauptvertreter sind Milchsäurebakterien wie Bifidobacterium- und Lactobacillus-Stämme. Aber auch Hefen sowie Bakterien des Stamms Escherichia coli Nissle oder (abgetötete) Enterococcus-faecalis-Bakterien wirken probiotisch. Wichtigste Aufgabe der Probiotika ist die Regulation der Darmflora. Sie verbessern unter anderem die Aufspaltung und Verwertung von Nährstoffen während des Verdauungsprozesses, außerdem stärken sie die immunologische Abwehrfunktion des Darms. Zahlreiche Erfahrungsberichte be-

WO SIND PROBIOTIKA ENTHALTEN?

Probiotika sind als standardisierte Arzneimittelzubereitungen rezeptfrei in der Apotheke erhältlich. Sie können Ihrem Körper die darmflorastärkenden Mikroorganismen aber auch im Rahmen der normalen Ernährung zuführen. Reich an Milchsäurebakterien sind zum Beispiel Naturjoghurt, Kefir, Buttermilch, Sauerkraut, Rote Bete oder milchsaure Gärgetränke aus biologischen Vollkorngetreiden.

scheinigen Probiotika eine lindernde Wirkung bei Verdauungsstörungen sowie bei chronisch-entzündlichen Darmerkrankungen. Als wissenschaftlich erwiesen gilt ihr therapeutischer Effekt bei akuten Durchfallerkrankungen sowie zur Vorbeugung von Rotaviren- oder Clostridieninfektionen, die starken Durchfall verursachen.

FÖRDERUNG DER LEBERGESUNDHEIT

Aber auch die Leber scheint von einer Probiotika-Behandlung zu profitieren. Schon länger vermuten Forscher, dass eine gestörte Darmflora zu tief greifenden Veränderungen führt, die unter anderem der Entstehung von Übergewicht und einer nicht-alkoholischen Fettleber Vorschub leisten. Nun legen einige Pilotstudien nahe, dass sich eine Verbesserung der Darmflora mithilfe von Probiotika auch günstig auf eine nicht-alkoholische Fettleber auswirken könnte – bis hin zu einer deutlichen Senkung erhöhter Leberwerte und einer Reduzierung des vermehrten Fettgehalts in der Leber.
Die Ergebnisse werden derzeit in weiteren Studien überprüft. Schon jetzt empfehlen einige Ärzte und Therapeuten eine mehrwöchige Probiotika-Behandlung als Ergänzung zu einer lebergesunden Änderung des Lebensstils (**siehe ab Seite 108**) – Ihrer Leber- und Darmgesundheit zuliebe.

Probiotika sind nicht nur darm- und lebergesund, sondern senken auch die Neigung zu Infekten.

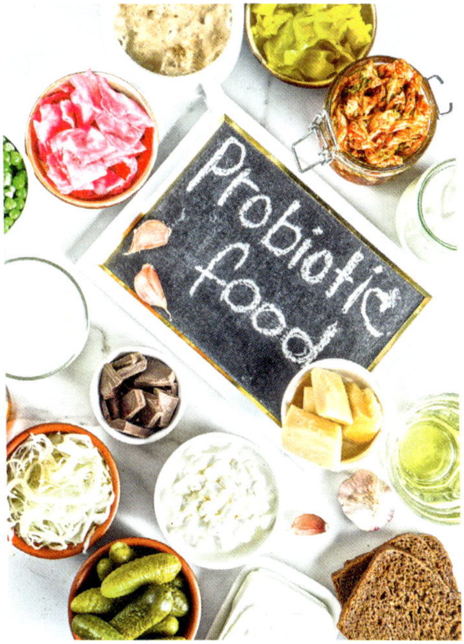

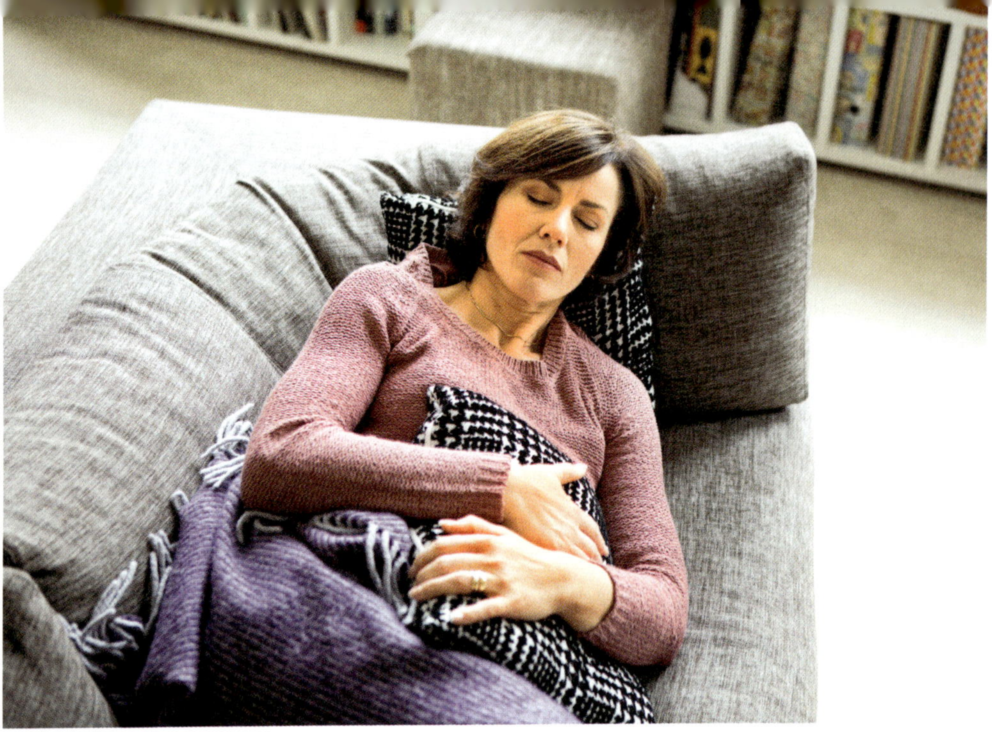

DIE LEBERSCHUTZ-KUR

Wir hoffen, dass Sie nach der Lektüre der vorangegangenen Seiten fest entschlossen sind, Ihrer Leber künftig mehr Aufmerksamkeit zu schenken und das fleißige Organ von nun an tatkräftig zu unterstützen – etwa indem Sie gegen die ärgsten Feinde der Leber vorgehen (Alkohol meiden! Übergewicht abbauen!), die Leber durch ausgewogene Kost entlasten und ihr immer mal wieder gezielt leberwirksame Heilmittel gönnen, die sie stärken und die ihr bei der Regeneration helfen.

EINSTIEG IN EIN LEBERGESUNDES LEBEN

Die Leberschutz-Kur ist ein guter Start dafür. Sie können sie bequem zu Hause durchführen und gut mit den täglichen Alltagspflichten vereinbaren. Entwickelt wurde die Kur von der Heilpraktikerin Ulrike Arlt aus München. Die Kur basiert auf ihren Erfahrungen, die sie täglich in ihrer Praxis gewinnt. Konzipiert für vier Wochen, wird die Leberschutz-Kur einmal im Jahr, am besten im Frühjahr oder Herbst, durchgeführt.

Im Einzelnen hilft die Kur,

- eine überlastete Leber zu revitalisieren – und damit im Idealfall auch dazu beizutragen, dass sich leicht erhöhte Leberwerte wieder normalisieren.
- Ihren Stoffwechsel wieder auf Trab zu bringen.
- Abgeschlagenheit, Müdigkeit und Erschöpfung zu beseitigen.
- Verdauungsstörungen zum Verschwinden zu bringen.
- eine Besserung von Autoimmunerkrankungen (**siehe Seite 118**), etwa an Gelenken oder an der Haut, zu erzielen.
- den gesamten Organismus zu entgiften und zu entschlacken.
- Übergewicht abzubauen.
- Ihr Wohlbefinden zu steigern.

Doch bevor Sie mit der Leberschutz-Kur starten, sollten folgende Punkte erledigt sein.

Keine Kur ohne vorherigen Arztbesuch!

Auch wenn Sie für die Durchführung der Leberschutz-Kur keine medizinische Begleitung benötigen, sollten Sie vor Beginn auf jeden Fall erst einmal Rücksprache mit Ihrem Arzt oder Heilpraktiker halten. Das müssten Sie auch machen, wenn Sie einen Kuraufenthalt in einer Klinik planen.

Denn jeder Kur gehen eine ausführliche Anamnese und eingehende medizinische Untersuchungen voraus. Besonders wenn bei Ihnen bereits Gallen- oder Leberprobleme bestehen oder wenn Sie an einer anderen Erkrankung leiden beziehungsweise regelmäßig Medikamente einnehmen müssen, ist es wichtig, sich auf »Herz, Nieren und Leber«, etwa im Rahmen eines Check-up, untersuchen zu lassen.

Ebenso sollten Gesunde ihre aktuellen Leberwerte kennen und das Leber-Galle-System per Ultraschall begutachten lassen, um unerkannte Risikofaktoren wie stark erhöhte Leberwerte oder eine unbekannte Leberentzündung auszuschließen. Schwangere und Stillende sollten auf eine Leberschutz-Kur verzichten und sich gegebenenfalls individuell von ihrem Arzt beraten lassen, welche natürlichen Lebermittel für sie geeignet sind.

ZUM ARZT!

Sollten Kurkrisen wie Schwindel, Übelkeit und/oder Schmerzen beziehungsweise allgemeines Umwohlsein oder neue, akute Erkrankungen oder Beschwerden auftreten, zögern Sie nicht, unverzüglich Ihren behandelnden Arzt oder Heilpraktiker zu konsultieren.

WÄHREND DER KUR: EINEN GANG ZURÜCKSCHALTEN

Hat Ihnen Ihr Arzt grünes Licht gegeben, sollten Sie die Kur dazu nutzen, um mehr Zeit für Entspannung in Ihr Leben einzubauen – denn auch Stress ist Gift für Ihre Leber. Legen Sie die Kur daher zeitlich am besten so, dass Sie genügend Phasen der Ruhe einhalten können, und behalten Sie das nach Möglichkeit auch nach der Kur bei.

Denn eine Kur sollte immer auch ein Anstoß sein, für die Zukunft dauerhaft etwas zu verändern. Planen Sie in den erforderlichen vier Wochen daher keine Geschäftsreisen oder besondere berufliche (beziehungsweise private) Herausforderungen. Idealerweise stehen auch keine großen gesellschaftlichen Anlässe an, damit selbst der Speiseplan bestimmten Grundsätzen folgen kann. Am besten wäre es sogar, in der ersten Woche der Kur Urlaub zu nehmen. Falls dies nicht möglich ist, können Sie die Kur aber auch ohne größeren Aufwand mit Ihren gewohnten Arbeitszeiten in Einklang bringen.

Die Vorbereitung der Kur

Jetzt kann es schon in Kürze losgehen! Sorgen Sie dafür, dass Sie alles, was Sie für die

Nutzen Sie die Leberschutz-Kur, um Stress zu reduzieren und mehr Entspannung in Ihr Leben zu bringen. Gönnen Sie sich auch nach der Kur regelmäßige Ruhephasen.

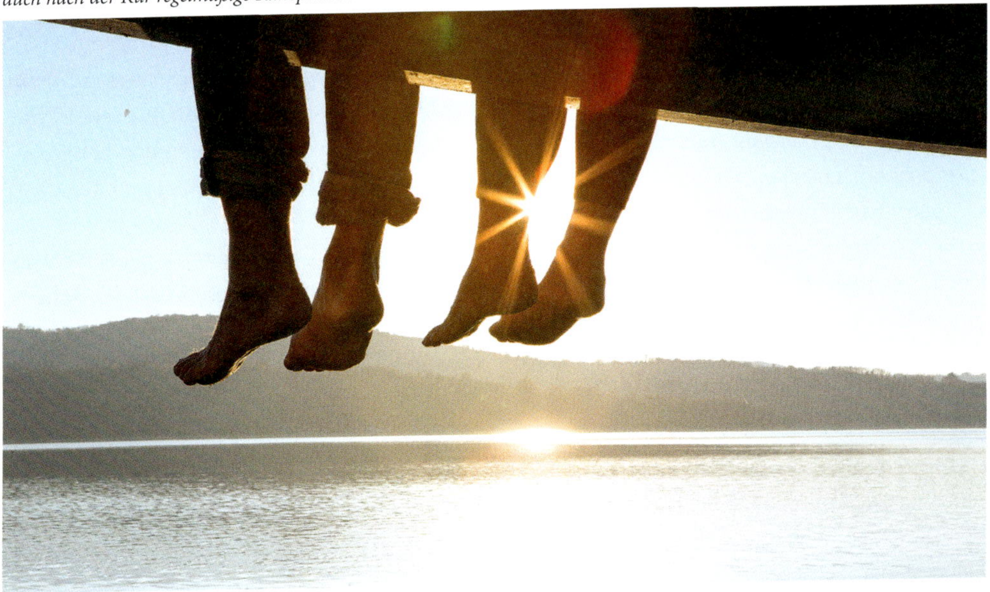

Leberschutz-Kur benötigen, zu Beginn der Kur zu Hause vorrätig haben. Und bestellen Sie eventuell fehlende Zutaten rechtzeitig in der Apotheke.

DAS SOLLTEN SIE ZU HAUSE HABEN

Wenn Sie gut vorbereitet in die Kur starten möchten, besorgen Sie sich in der Apotheke:

- die Zutaten für einen Leber-Galle-Tee (**Rezept siehe Seite 54**),
- die Schüßler-Salze Nr. 6, 10 und 12,
- eventuell eine Wärmflasche sowie Löwenzahn oder Schafgarbe für den feucht-heißen Leberwickel (**siehe Seite 58**), alternativ einen Heublumensack aus der Apotheke (**siehe Seite 59**),
- Bittersalz oder F.-X.-Passagesalz (**siehe rechts**) für die Darmreinigungen, die Sie während der Leberschutz-Kur ein- bis zweimal pro Woche vornehmen sollten,
- Flohsamenschalen oder andere Quellstoffe (**siehe rechts**).

DAS SOLLTEN SIE BEDENKEN

Die Ernährung sollte aus täglich frisch eingekauften, selbst zubereiteten Speisen der Saison gemäß den Richtlinien der (leichten) Vollwertkost (**siehe ab Seite 85**) bestehen.
Alkohol und sonstige Genussmittel wie Nikotin oder Süßigkeiten sollten Sie verbannen, auch auf Kaffee und schwarzen Tee sollten Sie während der Kur möglichst verzichten, um die Entgiftung und Entsäuerung des Körpers nicht zu erschweren.

F.-X.-PASSAGESALZ

Das F.-X.-Passagesalz wird in Wasser aufgelöst. Es ergibt ein sprudelndes Getränk, das durch die zugesetzte Zitronensäure deutlich wohlschmeckender, aber auch teurer als das Glaubersalz ist.

FLOHSAMENSCHALEN ENTLASTEN DEN DARM WIRKUNGSVOLL

Die tägliche Einnahme von Flohsamenschalen (*Plantago ovata*) ist eine ideale Ergänzung zur Leberschutz-Kur. Flohsamenschalen entlasten den Darm, binden Giftstoffe und regulieren die Verdauung. Nehmen Sie einmal täglich, am besten morgens vor dem Frühstück, einen gehäuften Teelöffel in 250 Milliliter Wasser ein.
Sparen Sie auf keinen Fall mit der Flüssigkeit, da die Schalen sonst im Darm klumpen und dann sogar Verstopfung hervorrufen können. Sie können die Mischung auch kurz vor dem Mittagessen einnehmen, falls Sie den Tag lieber mit einem Glas abgekochtem Wasser gemäß der ayurvedischen Methode zur Reinigung beginnen möchten (**siehe Seite 112**).

QUELLSTOFFE

Anstelle der Flohsamenschalen eignen sich auch andere Quellstoffe, zum Beispiel Weizenkleie, Leinsamen oder indischer Flohsamen.

Regelmäßiger Wochenablauf während der Kur

Während der vierwöchigen Kur sollten Sie bestimmte Kurmaßnahmen täglich, andere zwei- bis dreimal pro Woche durchführen; ansonsten bleibt der Plan für alle vier Wochen gleich. So ist der Wochenablauf leicht zu strukturieren, und die einzelnen Maßnahmen lassen sich mühelos in Ihren gewohnten Tagesablauf integrieren.

DAS WENDEN SIE TÄGLICH AN: TEE UND SCHÜSSLER-SALZE

- Trinken Sie während der vierwöchigen Leberschutz-Kur zweimal täglich etwa 20 Minuten vor dem Mittag- und Abendessen eine Tasse Leber-Galle-Tee (**siehe Rezept Seite 54**). Bereiten Sie den Tee stets frisch zu.
- Nehmen Sie täglich die Schüßler-Salze Nr. 6, Nr. 10 und Nr. 12 als »heiße Sieben« ein: das Salz Nr. 10 morgens, das Salz Nr. 6 nachmittags und das Salz Nr. 12 abends, jeweils zwischen den Mahlzeiten. Lösen Sie dazu fünf bis sieben Tabletten des jeweiligen Salzes in einer Tasse mit heißem Wasser auf und trinken Sie diese schluckweise leer. Sollten Sie auf die Menge an Milchzucker mit Magen-Darm-Problemen reagieren, lassen Sie pro Salz in der gleichen Reihenfolge nur zwei Tabletten täglich im Mund zergehen.
- Ernähren Sie sich nach den Richtlinien der (leichten) Vollwertkost (**siehe ab Seite 85**). Nehmen Sie drei Mahlzeiten pro Tag ein, wobei das Abendessen weder Fleisch noch Rohkost beinhalten sollte. Ideal sind Gemüsegerichte wie Suppen, Reispfanne (am besten Vollkornreis) mit Gemüse oder gekochte Kartoffeln mit Quark und anderen guten Eiweißlieferanten (**siehe Seite 99**). Nehmen Sie Ihre Hauptmahlzeit grundsätzlich mittags ein – bis dahin arbeitet Ihr Leber-Galle-System am besten. Auch das Frühstück darf gehaltvoll ausfallen; hier haben sich zum Beispiel warme Getreidebreie als Basis für einen guten Start in den Tag bewährt.
- Trinken Sie genug, und trinken Sie das Richtige: Zwei bis drei Liter pro Tag, und

ABGEKOCHTES WASSER REINIGT

Wenn Sie die Kur noch etwas intensivieren möchten, können Sie ein ayurvedisches Rezept einbeziehen: Trinken Sie täglich, am besten gleich morgens beginnend, eine Tasse bis einen Liter abgekochtes, heißes Wasser. Das Wasser sollte 10 bis 15 Minuten gekocht haben und dann mindestens noch lauwarm sein, wenn Sie es trinken. Die benötigte Tagesmenge können Sie morgens kochen und in eine Thermoskanne füllen – so können Sie das Wasser auch mit ins Büro nehmen.

AM BESTEN IST AUSDAUERSPORT

Besonders vorteilhaft für die Leber ist regelmäßiges Ausdauertraining. Ausdauer bedeutet Widerstandsfähigkeit gegen Ermüdung. Bei einer auf Ausdauer angelegten Sportart wird also die Fähigkeit trainiert, die körperliche Leistung über einen möglichst langen Zeitraum hinweg aufrechtzuerhalten. Dies gelingt am besten mit dynamischen Bewegungsformen, bei denen ein ständiger Wechsel zwischen Anspannung und Entspannung der arbeitenden Muskulatur besteht, also zum Beispiel zügiges Gehen, Schwimmen, Jogging, Walken, Radfahren, Skilanglauf oder auch Rudern.
Bitte achten Sie darauf, dass Sie direkt vor Ihren sportlichen Aktivitäten keine üppige Mahlzeit mehr einnehmen.

zwar vorwiegend Kräutertees und stilles Mineralwasser, sind empfehlenswert.

WICKEL UND BEWEGUNG ZWEI- BIS DREIMAL PRO WOCHE

- Machen Sie dreimal pro Woche einen feucht-warmen Leberwickel, oder legen Sie einen Heublumensack auf **(siehe Anleitung Seite 59)**. Idealerweise erfolgt die Anwendung nach dem Mittagessen, für Berufstätige ist auch die Zeit nach dem Abendessen, aber nicht direkt vor dem Zubettgehen möglich. Schalten Sie während dieser 20 Minuten einfach mal ab und tun Sie gar nichts – auch nicht telefonieren, fernsehen oder lesen.
- Bewegen Sie sich: Zwei-, besser dreimal pro Woche je eine halbe Stunde körperliches Training, zum Beispiel mithilfe einer sanften Ausdauersportart, sollten auf dem Programm stehen. Achten Sie jedoch darauf, dass Sie sich nicht verausgaben, und gehen Sie es langsam an – insbesondere,

Regelmäßige Bewegung gehört zu den wichtigsten gesundheitsfördernden Maßnahmen überhaupt!

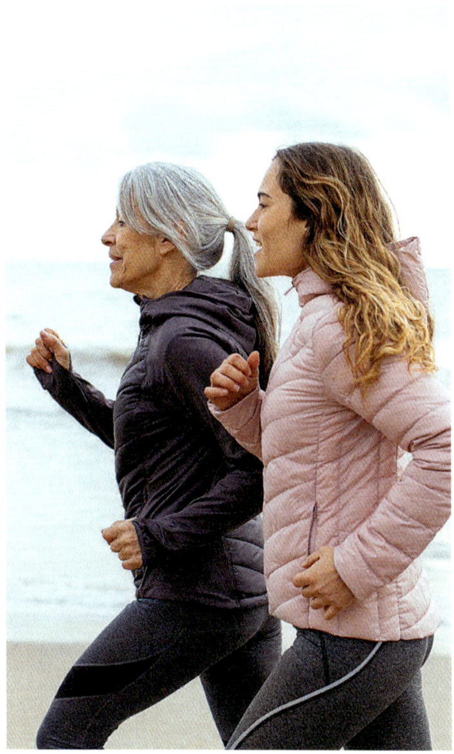

wenn Sie lange keinen Sport mehr getrieben haben. Gehen Sie zum Beispiel zügig spazieren oder walken Sie, fahren Sie mit dem Rad, machen Sie Gymnastik oder gehen Sie zum Schwimmen. Auch Yoga eignet sich hervorragend und verbindet auf angenehme Weise sportliche Aktivität und Entspannung.
- Machen Sie sich mit bewährten Methoden zur Entspannung vertraut: Per Hör-CD können Sie zum Beispiel Autogenes Training oder Progressive Muskelentspannung nach Jacobson erlernen. Auch ein Tai-Chi- oder Qigong-Schnupperkurs könnten interessant sein.

DAS NEHMEN SIE SICH EIN- BIS ZWEIMAL PRO WOCHE VOR: ABFÜHREN MIT BITTERSALZ

Abführende Maßnahmen helfen, den Darm zu reinigen und Schlacken zu entfernen. Während einer Fastenkur wird die Darmreinigung täglich durchgeführt, während der Leberkur ist sie zweimal pro Woche ratsam, Berufstätige sollten sich wenigstens einmal in der Woche am Wochenende dafür Zeit nehmen. Trinken Sie morgens auf nüchternen Magen 200 Milliliter warmes Wasser mit einem Teelöffel Bittersalz. Ein paar Spritzer Zitrone nehmen dem bitteren Geschmack ein wenig den Schrecken, auch das Aufgießen mit kochendem Wasser hilft. Müssen Sie Medikamente einnehmen, tun Sie das frühestens 30 Minuten nach dem Bittersalz-Drink. Auch mit dem Frühstück sollten Sie mindestens 45 Minuten warten. Morgens und vormittags sind nun bis zu fünf durchfallähnliche Stuhlgänge möglich. Wenn Sie das Bittersalz nicht vertragen, können Sie stattdessen das F.-X.-Passagesalz (**siehe Seite 111**) einnehmen. Sollte der Stuhlgang wider Erwarten doch etwas länger auf sich warten lassen, hilft unterstützend eine halbe Stunde leichte Bewegung.
Einen Überblick über die Kur finden Sie auf **Seite 116f.**

VORHER DEN ARZT FRAGEN

Wenn Sie Medikamente einnehmen: Besprechen Sie sich vor der Anwendung von Bittersalzen unbedingt mit Ihrem Arzt.

DAS SORGT FÜR EINEN BESSEREN GESCHMACK

Glaubersalz schmeckt angenehmer, wenn Sie der Lösung frisch gepressten Grapefruitsaft oder Zitronensaft beifügen. Auch aus dem Kühlschrank getrunken ist der bittere Geschmack nicht so stark.

Nutzen der Leberschutz-Kur

Wenn Sie die Kur durchführen, werden Sie es sicher bald spüren: Schon nach den ersten Tagen sind Müdigkeit und Erschöpfung verflogen, man fühlt sich wieder fit und vital.

Auch der Schlaf ist ruhiger und tiefer, morgens wacht man erholter auf. Vielleicht wird Ihr Stuhlgang regelmäßiger und Verdauungsstörungen vergehen. Heißhungerattacken verschwinden, das Verlangen nach Süßem oder Genussmitteln lässt nach. Bei vielen bessern sich zudem chronische Beschwerden. Sollte Ihre Haut in den ersten Tagen kurzzeitig Unreinheiten aufweisen, wird sich das im Lauf der Kur legen. Werten Sie es als Zeichen, dass der ganze Körper entgiftet. Und wenn Sie positive Eindrücke gewonnen haben durch die Kur, nutzen Sie sie, um die neue Art der Ernährung und Lebensweise zumindest teilweise auch nach der Kur beizubehalten.

DAS SOLLTEN SIE NACH DER LEBERSCHUTZ-KUR BEIBEHALTEN

Möchten Sie auch nach der Kur die Tätigkeit von Leber und Galle mit Lebensmitteln weiter unterstützen, sollten Sie Folgendes für die Zukunft beibehalten:

- Essen Sie regelmäßig bittere Verdauungshilfen wie Chicorée, Endiviensalat, Radicchio, Rucola, Grapefruit oder Artischocke. Besonders leberfreundlich sind auch Rote Beten und Karotten. Beide Gemüsesorten können jeweils frisch, als Rohkost, Salat oder auch als Saft (immer mit Wasser verdünnt) regelmäßig verzehrt werden.
- Zur Leberstärkung und besseren Fettverdauung: Würzen Sie Ihre Speisen mit Ingwer, Pfeffer, Paprika, Kümmel oder Kardamom beziehungsweise mit frischen Kräutern wie Thymian, Majoran, Liebstöckel, Rosmarin, Estragon, Lorbeer, Sauerampfer oder Salbei.
- Trinken Sie regelmäßig ein bitterstoffhaltiges Getränk, gemischt zum Beispiel aus dem frisch gepressten Saft von je zwei Orangen und Grapefruits und einer halben Zitrone sowie einer Messerspitze geriebener Pomeranzenschale (aus dem Bioladen), aufgegossen mit 200 Milliliter Wasser und eventuell 100 Milliliter naturtrübem Apfelsaft. Auch bitterstoffhaltige Tees (**siehe Seite 54**) bieten sich an.
- Nehmen Sie immer wieder kurmäßig für zwei Wochen verdünnte Heilpflanzen-Säfte aus Löwenzahn oder Artischocke (Apotheke oder Reformhaus) ein. Mischen Sie dazu 15 Milliliter Saft mit 150 Milliliter Wasser und trinken es morgens, zum Beispiel vor dem Frühstück. Auch eine Kur mit Mariendistel (in Kapselform) hat sich bewährt (**siehe Seite 48**).

START IN DEN TAG

Wenn Sie morgens nicht gut in Schwung kommen, bietet sich Trockenbürsten sofort nach dem Aufstehen an: Bürsten Sie Ihren ganzen Körper fünf Minuten lang mit leichtem Druck mit einem Sisalhandschuh oder einer Bürste aus Naturfasern.

LEBERSCHUTZ-KUR – DER TAGESABLAUF IM ÜBERBLICK

Auf dieser Seite finden Sie einen Überblick des Tagesablaufs der Leberschutz-Kur. Sie sollten diesen Ablauf für mindestens vier Wochen beibehalten – und wenn er Ihnen zusagt, am besten ein Leben lang.

Am Morgen

Gehaltvolles Frühstück, zum Beispiel	> frisches Müsli ohne Zucker mit Trockenobst > Vollkornbrot oder Knäckebrot und gekochtes Ei > warmer Getreidebrei (Hafer, Dinkel, Grieß) mit Milch oder Joghurt, gedünsteten Früchten oder Trockenobst und Zimt
Als Getränk	> Kräutertee ohne künstliche Aromen > abgekochtes Wasser > Malzkaffee

Zusätzlich

Was tun?	Wann?	Wie oft
Bittersalz oder F.-X.-Passagesalz	vor dem Frühstück	ein- bis zweimal pro Woche
Schüßler-Salz Nr. 10 als heiße Sieben (**siehe Seite 112**)	vor dem Frühstück	täglich
Flohsamenschalen	vor dem Frühstück	täglich

Am Mittag

Vollwertig und frisch zubereitetes Mittagessen:

Zwei- bis dreimal pro Woche Eiweiß, zum Beispiel	> Bio-Fleisch oder -Fisch gedünstet > Soja oder Hülsenfrüchte, falls Sie Vegetarier sind > als Beilage Wildreis, Salat oder Rohkost, gekochte Kartoffeln oder gedünstetes Gemüse > Gemüseeintöpfe beziehungsweise -suppen mit Fleischeinlage oder auch Fischsuppen
An den anderen Tagen kohlenhydratreiche Speisen, wie	> Vollkornnudeln mit Tomaten- oder Gemüsesauce > Nudelaufläufe mit Gemüse und Käse > Dinkelpfannkuchen mit gedünstetem Obst

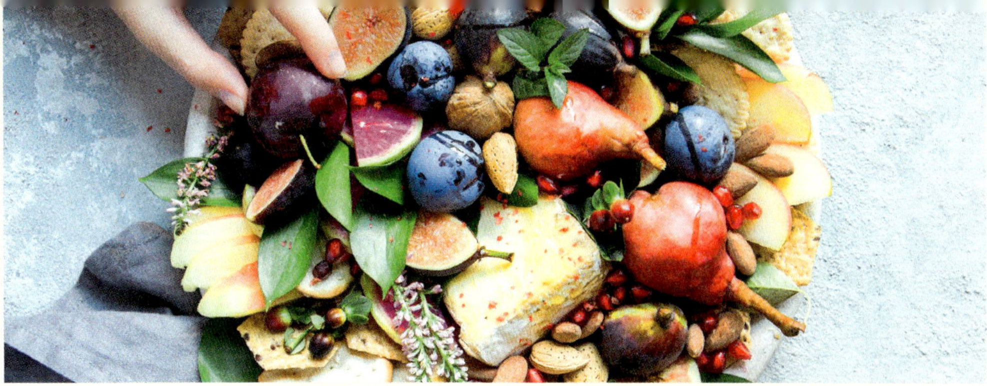

Am Mittag

Zusätzlich

Was tun?	Wann?	Wie oft?
Lebertee (**siehe Seite 54**)	20 Minuten vor dem Essen	täglich
Feuchtwarmer Leberwickel (**siehe Seite 58**)	nach dem Essen (alternativ abends)	zwei- bis dreimal pro Woche
Schüßler-Salz Nr. 6 als heiße Sieben (**siehe Seite 112**)	nach dem Leberwickel bzw. Essen	täglich

Am Nachmittag

Bei Bedarf Brotzeit oder Snack, zum Beispiel	> frische Früchte der Saison > eine Handvoll Nüsse > Rohkost (Achtung: Nicht nach 17 Uhr!) > gegebenenfalls auch Vollkorngebäck

Zusätzlich

Was tun?	Wie lang?	Wie oft?
Bewegung	mindestens 30 Minuten lang	zwei- bis dreimal pro Woche

Am Abend

Leichtes Abendessen	> Gemüse als Suppe oder gedünstet
Achtung	Verzichten Sie am Abend auf Fleisch, Fisch und Rohkost!

Zusätzlich

Was tun?	Wann?	Wie oft
Lebertee (**siehe Seite 54**)	20 Minuten vor dem Essen	täglich
Entspannungsübung	nach dem Essen	zwei- bis dreimal pro Woche
Schüßler-Salz Nr. 12 als heiße Sieben (**siehe Seite 112**)	nach dem Essen	täglich

GLOSSAR

Aflatoxin
hochgiftige Stoffwechselprodukte von Schimmelpilzen, die schwere Leberschäden verursachen und auch Leberkrebs auslösen können

Alanin-Aminotransferase (ALT)
Enzyme, die in der Leber am Eiweißabbau beteiligt sind und zu den Leberwerten gehören, die im Blut zur Abklärung einer Lebererkrankung bestimmt werden

Alkalische Phosphatase (AP)
Enzyme, die an vielen biochemischen Reaktionen beteiligt sind; erhöhte Werte können auf eine Erkrankung der Leber oder der Gallenwege hinweisen

Alpha-1-Fetoprotein (AFP)
Tumormarker, erhöhte Werte bei nichtschwangeren Frauen und Männern können auf Leberzellkrebs oder Keimzelltumoren hinweisen

Antikörper
Eiweißverbindungen, die nach Kontakt mit einer körperfremden Substanz (Antigen) von den B-Lymphozyten, speziellen Zellen des Immunsystems, im Rahmen der Immunabwehr gebildet werden

Aspartat-Aminotransferase (AST)
Enzyme, die am Eiweißabbau mitwirken und zu den Leberwerten gehören, die im Blut zur Abklärung einer Lebererkrankung bestimmt werden

Aszites
Bauchwassersucht; Flüssigkeitsansammlung in der Bauchhöhle, die zu einer auffälligen Vorwölbung des Bauchs und zu Gewichtszunahme führen kann; meist tritt Aszites infolge schwerer Lebererkrankungen (vor allem Leberzirrhose) auf

Autoantikörper
Antikörper, die sich – meist im Rahmen einer Autoimmunerkrankung – gegen körpereigene Strukturen wie Gewebe, Organe, Hormone oder auch Antikörper richten

Autoimmunhepatitis
Leberentzündung, die unter anderem durch sogenannte Autoantikörper und das Fehlen von Lebergiften gekennzeichnet ist

Autoimmunkrankheit
Krankheit, bei der sich die Abwehrreaktionen des Immunsystems gegen körpereigene Strukturen richten

Betablocker
Arzneistoffe, die im Körper bestimmte Rezeptoren blockieren und dadurch verhindern, dass das »Stresshormon« Adrenalin und der Neurotransmitter Noradrenalin wirken können; sie senken die Herzfrequenz in Ruhe und den Blutdruck

Bilirubin
wasserunlösliches Abbauprodukt des roten Blutfarbstoffs (Hämoglobin), das in der Leber an Glukuronsäure gebunden und dadurch wasserlöslich (indirektes Bilirubin) wird;

erhöhte Bilirubinmengen im Blut oder Urin weisen auf eine Gallenblasen- oder Lebererkrankung hin

cholekinetisch
die Gallenbewegung, den Gallenabfluss betreffend

choleretisch
den Gallenfluss fördernd

C-reaktives Protein (CRP)
wichtiger Abwehrstoff, der bei bakteriellen entzündlichen Prozessen im Körper und bei Tumoren gebildet wird und Krankheitserreger unschädlich macht

Darmflora
Darm-Mikrobiom, Mikrobiom; Sammelbegriff für alle im Magen-Darm-Trakt vorkommenden Mikroorganismen, im engeren Sinn sind dies die höchst aktiven Bakterien des Dick- und Enddarms, die zum Beispiel im Rahmen der darmspezifischen Immunabwehr Ballaststoffe und andere unverdauliche Nahrungsbestandteile abbauen

Echogenität
Begriff der diagnostischen Medizin, mit dem ausgedrückt wird, wie stark eine Gewebestruktur oder ein Organ die Schallwellen durch eine Ultraschallsonde im Rahmen einer Ultraschalluntersuchung reflektiert

Enzephalopathie, hepatische
Endstadium der Leberzirrhose; da die Leber nicht mehr in der Lage ist, das Blut zu entgiften, gelangen die Giftstoffe ins Gehirn und verursachen dort eine Funktionsstörung des Gehirns

Enzyme
Eiweißkörper, die biochemische Reaktionen und Stoffwechselvorgänge beschleunigen beziehungsweise ermöglichen, ohne selbst dabei zerstört zu werden (= Katalysatorfunktion)

Erstverschlimmerung
kurzzeitige Verstärkung der Beschwerden nach Beginn einer homöopathischen oder naturheilkundlichen Behandlung; gilt als Zeichen für die richtige Mittelwahl

extrahepatische Gallengänge
außerhalb der Leber gelegene Gallengänge

Gamma-GT (GGT)
Enzym, das Zellhüllen vor oxidativer Zerstörung schützt und zu den Leberwerten gehört, die im Blut zur Abklärung einer Lebererkrankung bestimmt werden

Hämoglobin
roter Blutfarbstoff

Hepatitis
Leberentzündung

Hepatozyten
ringförmig angeordnete Leberzellen, haben meist mehrere Zellkerne und sind in Strängen (Leberzellbalken) angeordnet

Insulinresistenz
Folge eines Überangebots an Zucker im Blut, typisch für Diabetes; um den Zuckerüberschuss im Blut zu senken, re-

agieren die Betazellen der Bauchspeicheldrüse mit einer Steigerung der Insulinproduktion; bei diesem permanenten Überangebot an Insulin stumpfen die Körperzellen allmählich gegen das Hormon ab – sie bauen ihre Bindungsstellen (Rezeptoren) für den Zuckertransporteur Insulin ab, eine Insulinresistenz entsteht (Kennzeichen für Diabetes Typ 2)

Interferon
körpereigene Immunbotenstoffe; gentechnisch hergestelltes Therapeutikum unter anderem zur Behandlung einer chronischen Hepatitis C

intrahepatische Gallengänge
in der Leber gelegene Gallengänge

Inulin
wie Stärke eine Speicherform von Zuckern, kommt besonders bei Korbblütlern wie Artischocke oder Löwenzahn vor; leicht wasserlöslich; dient für Diabetiker als Glukoseersatz

Konstitutionstherapie
Begriff der Homöopathie; Einsatz von Mitteln, die besonders tief in das Krankheitsgeschehen eingreifen; meist zur Behandlung chronischer Erkrankungen

Laktat
Salz der Milchsäure, das als Stoffwechselprodukt bei starker körperlicher Anstrengung in den Muskeln entsteht; die Laktatkonzentration ist im Blut messbar

Leberhautzeichen
charakteristische Veränderungen der Haut, die bei schweren chronischen Lebererkrankungen auftreten, zum Beispiel Spider naevi)

Leberkoma
meist tödlich endende tiefe Bewusstlosigkeit, die durch einen völligen Ausfall der Entgiftungsfunktion der Leber hervorgerufen wird

Leberschlagader
Arterie, die vom Herzen kommendes, sauerstoffreiches Blut in die Leber transportiert

Leberwerte
vier Enzyme, deren Werte im Labor anhand einer Blutuntersuchung bestimmt werden, sie können Erkrankungen oder Schädigungen der Leber anzeigen

Mikroorganismen
Oberbegriff für mikroskopisch kleine, meist einzellige Lebewesen (zum Beispiel Bakterien und verschiedene Pilzarten), die mit dem bloßen Auge nicht erkennbar sind

Modalitäten
Faktoren, die ein Symptom oder den Gesamtzustand eines Kranken verbessern oder aber verschlechtern; sie können helfen, das richtige Mittel zu finden, wenn mehrere ähnliche Mittel für die Behandlung zur Auswahl stehen

Nosoden
aus Krankheitserregern oder Ausscheidungsprodukten infektiöser Krankheiten hergestellte homöopathische Arzneimittel

Nüchternblutzucker
Glukosespiegel im Blut nach achtstündigem Fasten

Ödem
Wasseransammlung im Gewebe

Ösophagusvarizen
Speiseröhrenkrampfadern; häufige Komplikation bei Leberzirrhose

Osteoporose
Knochenschwund; Erkrankung, die durch eine verminderte Knochenmasse mit einer erhöhten Brüchigkeit der Knochen gekennzeichnet ist

Oxidativer Stress
Folge eines Überschusses an freien Radikalen, die die Körperzellen schädigen

Palmaerythem
Rötung der Handinnenflächen; häufiges Symptom einer Leberzirrhose oder einer chronischen Hepatitis

Pfortader
Vene, die sich in ihrem Verlauf in verschiedene Kapillargebiete aufzweigt und die das Blut der Bauchorgane sammelt, um es der Leber zuzuführen

Pfortaderhochdruck
Hochdruck im Einzugsgebiet der Pfortader (siehe dort); wird hervorgerufen durch eine Blockade des Blutflusses dort

Quick-Wert
auch Thromboplastinzeit genannt; Funktionstest, der Verminderungen oder Störungen bestimmter Gerinnungsfaktoren im Blut erfasst

Radikalfänger
Substanzen, die mit hochreaktiven (freien) Radikalen reagieren und damit deren aggressives Potenzial verringern

Säftelehre
auch Humoralpathologie; Krankheitslehre, die auf Hippokrates zurückgeht und die als Ursache aller Krankheiten eine gestörte Zusammensetzung der Körpersäfte wie Blut, Urin oder Galle sieht

Steatohepatitis
Lebererkrankung, die sowohl durch eine Verfettung des Lebergewebes als auch durch entzündliche Veränderungen gekennzeichnet ist

Triglyzeride
auch Neutralfette; werden mit der Nahrung aufgenommen oder im Körper gebildet; ein hoher Spiegel gilt als Risikofaktor für Herz-Kreislauf-Erkrankungen und Hinweis auf eine Fettstoffwechselstörung

Virostatikum (Virustatikum)
Arzneimittelsubstanz, die die Vermehrung von Viren hemmt, zum Beispiel Ribavirin zur Behandlung einer chronischen Hepatitis C

Zirrhose
fortschreitendes Krankheitsgeschehen, das infolge einer chronischen Entzündung zu einer Vermehrung von Bindegewebe führt; hat Verhärtung und narbige Schrumpfung des Organs und damit einen Funktionsverlust zur Folge

BÜCHER, DIE WEITERHELFEN

Das große Buch der Hildegard von Bingen:
Bewährtes Heilwissen für Gesundheit und Wohlbefinden.
Naumann & Göbel, Köln

Deutsche Leberstiftung (Hrsg.):
Das Leber-Buch.
Schlütersche Verlagsgesellschaft mbH, Hannover

Leitzmann, Prof. Claus:
Die 101 wichtigsten Fragen: Gesunde Ernährung.
C. H. Beck, München

Müller, Irmgard:
Die pflanzlichen Heilmittel bei Hildegard von Bingen: Heilwissen aus der Klostermedizin.
Herder Verlag, Freiburg

Walker, Herbert:
Schnelle Vollwertküche mit Pfiff.
pala-verlag, Darmstadt

Wendelberger, Elfrune:
Heilpflanzen: Erkennen · Sammeln · Anwenden.
BLV Buchverlag, München

Bücher aus dem GRÄFE UND UNZER VERLAG, München

Fritzsche, Doris:
Fruktose-Unverträglichkeit

Grasberger, Dr. med. Delia:
Autogenes Training

Grillparzer, Marion:
GLYX-Kompass

Grillparzer, Marion:
Simple Detox: Das 7-Tage-Entgiftungsprogramm

Grünwald, Dr. Jörg / Jänicke, Christof:
Grüne Apotheke

Hainbuch, Dr. Friedrich:
Progressive Muskelentspannung

Heepen, Günther H.:
Das Heilwissen der Hildegard von Bingen

Heepen, Günther H.:
Schüßler-Salze

Hemm, Dagmar / Noll, Andreas:
Die Organbalance

Klever, Katrin / Dries, Johanna:
Klevers Kompass Kalorien & Fette

Lützner, Dr. med. Hellmut:
Wie neugeboren durch Fasten

Schaenzler, Dr. Nicole / Bieger, Dr. med. Wilfried:
Laborwerte

Schaenzler, Dr. Nicole / Breitenberger, Markus:
Autoimmunerkrankungen

Schaenzler, Dr. Nicole / Kittler, Martina:
Die Anti-Fettleber-Kur

Schaenzler, Dr. Nicole:
Risiko Bauchfett

Trökes, Anna:
Yoga. Mehr Energie und Ruhe

ADRESSEN, DIE WEITERHELFEN

Deutsche Gesellschaft für Ernährung e. V. (DGE)
Godesberger Allee 136
D-53175 Bonn
www.dge.de
Gesundheitliche Aufklärung und Information über ernährungswissenschaftliche Erkenntnisse in Deutschland

Deutsche Gesellschaft zur Bekämpfung der Krankheiten von Magen, Darm und Leber sowie von Störungen des Stoffwechsels und der Ernährung (Gastro-Liga) e. V.
Friedrich-List-Straße 13
D-35398 Gießen
www.gastro-liga.de
Hilfe bei Erkrankungen, bei deren Erkennung und Vorbeugungsmaßnahmen sowie Diagnose- und Behandlungsmöglichkeiten

Deutsche Krebsgesellschaft e. V. (DKG)
Kuno-Fischer-Straße 8
D-14057 Berlin
www.krebsgesellschaft.de
Informationen über Krebserkrankungen, ihre Diagnose- sowie Behandlungsmöglichkeiten

Deutsche Leberhilfe e. V.
Krieler Str. 100
D-50935 Köln
www.leberhilfe.org
Informationen, Aufklärung und Hilfe zur Selbsthilfe bei Lebererkrankungen

Deutsche Leberstiftung
Geschäftsstelle
Carl-Neuberg-Straße 1
D-30625 Hannover
www.deutsche-leberstiftung.de
Berichterstattung über Grundlagenforschung sowie Etablierung eines Netzwerks von Wissenschaftlern, Ärzten und Patienten

Heilpraxis Arlt
Ulrike Arlt
Orlandostraße 8
D-80331 München
Behandlungsschwerpunkte sind unter anderem Erkrankungen von Leber-, Galle- und Verdauungsorganen mit Homöopathie, Akupunktur und Schüßler-Salzen

Österreichische Gesellschaft für Ernährung (ÖGE)
c/o AGES Bürotrakt WH
Spargelfeldstraße 191
A-1220 Wien
www.oege.at
Gesundheitliche Aufklärung und Information über ernährungswissenschaftliche Erkenntnisse in Österreich

Hepatitis Hilfe Österreich
Klagbaumgasse 3/G1
A-1040 Wien
www.gesundeleber.at
Gemeinnütziger Verein, der sich als Informationsschnittstelle zwischen Ärzten und Leberpatienten sowie Lebertransplantierten etabliert hat

Schweizerische Gesellschaft für Ernährung (SGE)
Eigerplatz 5
CH-3007 Bern
www.sge-ssn.ch
Gesundheitliche Aufklärung und Information über ernährungswissenschaftliche Erkenntnisse in der Schweiz; Merkblätter zum Download

REGISTER

IMPRESSUM

Aktualisierte Neuausgabe von Leber und Galle entgiften und natürlich stärken, GRÄFE UND UNZER VERLAG GmbH, 2017, ISBN 978-3-8338-5647-1

GU ist eine eingetragene Marke der GRÄFE UND UNZER VERLAG GmbH, www.gu.de

ISBN 978-3-8338-7086-6
6. Auflage 2025

Projektleitung: Barbara Fellenberg
Lektorat: L42 AG (Neuausgabe), Irmela Sommer (Erstausgabe)
Bildredaktion: Angela Kotow
Layout und Umschlaggestaltung: independent Medien-Design, Horst Moser, München
Herstellung: Petra Roth
Satz: L42 AG, Berlin
Reproduktion: Repro Ludwig, Zell am See
Druck und Bindung: Firmengruppe APPL, aprinta druck, Wemding
Printed in Germany

Umwelthinweis:
Nachhaltigkeit ist uns sehr wichtig. Der Rohstoff Papier ist in der Buchproduktion hierfür von entscheidender Bedeutung. Daher ist dieses Buch auf PEFC-zertifiziertem Papier gedruckt. PEFC garantiert, dass ökologische, soziale und ökonomische Aspekte in der Verarbeitungskette unabhängig überwacht werden und lückenlos nachvollziehbar sind.

Die GU-Homepage finden Sie unter www.gu.de

Bildnachweis:
Adobe Stock: Innenklappe vorne (rechts oben und unten), Innenklappe hinten (rechts Mitte und unten), 42, 69; Jochen Arndt: Cover; ddp images: 23; Fotolia: 37; Getty Images: 8, 44, 49, 53, 54, 64, 75, 94, 107, 108, 110; GU Archiv StockFood: U4 (rechts); GU Archiv Wolfgang Schardt: 99; Mauritius Images: 26, 80, 101; Plainpicture: 6, 39; Shutterstock: Innenklappe vorne (links) und hinten (rechts oben); StockFood: 47; Stocksy: 16, 82, 113, U4 (links); Unsplash: 51, 117; Westend61: 2, 18, 55, 84; Wickel & Co.®: 58; Shutterstock: Innenklappe hinten (oben und unten links); Your Photo Today: 13.
Illustrationen S. 10 und 78: Claudia Lieb

Syndication:
www.imageprofessionals.com

QUALITÄTS G|U GARANTIE

LIEBE LESERINNEN UND LESER,

wir wollen Ihnen mit diesem Buch Informationen und Anregungen geben, um Ihnen das Leben zu erleichtern oder Sie zu inspirieren, Neues auszuprobieren. Wir achten bei der Erstellung unserer Bücher auf Aktualität und stellen höchste Ansprüche an Inhalt und Gestaltung. Alle Anleitungen und Rezepte werden von unseren Autoren, jeweils Experten auf ihren Gebieten, gewissenhaft erstellt und von unseren Redakteur*innen mit größter Sorgfalt ausgewählt und geprüft.

Haben wir Ihre Erwartungen erfüllt? Sind Sie mit diesem Buch und seinen Inhalten zufrieden? Wir freuen uns auf Ihre Rückmeldung. Und wir freuen uns, wenn Sie diesen Titel weiterempfehlen, in Ihrem Freundeskreis oder bei Ihrem Online-Kauf.

Sollten wir Ihre Erwartungen so gar nicht erfüllt haben, tauschen wir Ihnen Ihr Buch jederzeit gegen ein gleichwertiges zum gleichen oder ähnlichen Thema um.

KONTAKT ZUM LESERSERVICE

GRÄFE UND UNZER VERLAG
Grillparzerstraße 8
81675 München
www.gu.de

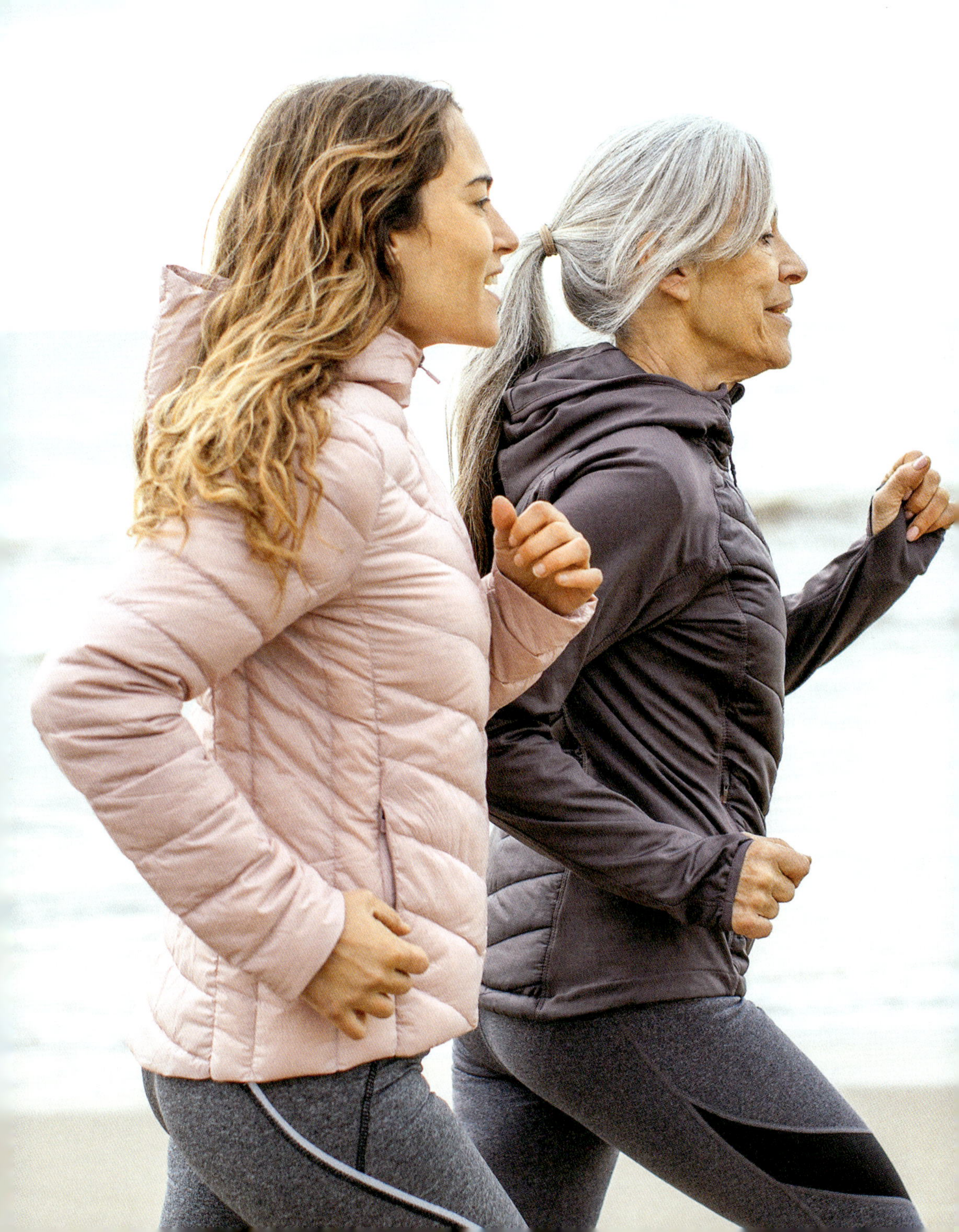

Absicht sein, den Menschen vorzuschreiben wie sie sich ernähren sollen. Genauso werde ich aber niemals meine langjährige Erfahrung und mein Wissen zurückhalten. Für die Anhänger von Wissenschaftlichkeit finden Sie deswegen in dieser Neuauflage die entsprechenden Studien- und Literaturverweise für meine Empfehlungen.

Denn es gibt sie, die eine Ernährungsweise, die für jeden Menschen gültig ist und ihn in seiner Genialität unterstützt – die vollwertige pflanzenbasierte Ernährung. Sie schafft zudem noch Raum für jeden Einzelnen seinen individuellen Vorlieben und Verträglichkeiten gerecht zu werden. Ganz nebenbei trägt sie auch zum Überleben auf diesem wunderschönen Planeten bei. Sie kann nicht nur massiv dazu beitragen Menschenleben und unser Klima zu retten, sondern verhindert auch noch das unendliche Leid in der Massentierhaltung.

»Wie ich mir – so der Erde« könnte ein neuer Slogan für dieses Zeitalter werden, denn die Auswirkungen des Klimawandels und viele andere absehbare Entgleisungen auf diesem Planeten mahnen zum Reagieren.

Dieses Buch ist und bleibt deswegen ein »veganer Ratgeber«. Sie als Leser entscheiden selbst, ob Sie diesen Weg zumindest ausprobieren wollen oder ob es der erste Schritt in ein anderes Leben ist. Ich kann Ihnen versprechen, dass die Erfahrungen, die Sie machen werden, viele positive, das Leben bereichernde Überraschungen bereithält.

Ich möchte Ihnen darüber hinaus unbedingt ans Herz legen, das von meinem Mann Roland für dieses Buch speziell entwickelte und völlig neu überarbeitetes Trainingsprogramm regelmäßig zu üben. Ihre Leichtigkeit und immer freiere Beweglichkeit spiegelt in Ihrer äußeren Wahrnehmung wie sich Ihre Zellen innerlich fühlen.

Viel Spaß auf dem Weg in ein »veganes« langes Leben – schlank und gesund.

Ihre
Dr. Petra Bracht

VORWORT ZUR NEUAUFLAGE

Es ist jetzt ziemlich genau zwei Jahre her, dass ich dieses Buch geschrieben habe. Und wie das gesamte Buch, schreibe ich auch dieses Vorwort wieder im »Fastenintervall«, denn in dieser Phase ist das Denken kristallklar. Mein Fastenintervall dauert allerdings bei mir statt 16 Stunden meistens 20 oft aber auch 22 Stunden ☺.
Ich freue mich riesig, dass dieses Buch ein solcher Bestseller wurde, denn alle Leserinnen und Leser haben die große Chance, ihr Leben so sehr zu bereichern. Danke an Sie alle dafür, dass Sie bei all den guten Erfahrungen, die sie mit dieser Ernährungsweise gemacht haben, es begeistert herumerzählen, damit noch viel mehr Menschen damit »angesteckt« werden. Bitte nutzen Sie auch unser inzwischen erschienenes Kochbuch zum pflanzlichen Intervallfasten, auch diese neuen köstlichen Rezepte werden Sie begeistern.
Wider viele Erwartungen der Kritiker ist Intervallfasten noch immer nicht »out«. Ganz im Gegenteil – all die positiven Erfahrungen, die viele mit dieser Ernährungsweise gemacht haben, lassen die einzigartigen Auswirkungen des Intervallfastens auf unsere Gesundheit, unser Wohlfühlen und die Ausstrahlung selbst spüren. Und das hat sich wohl wie ein Lauffeuer verbreitet und tut es immer mehr. Aber nicht als »die neue Diät«, die irgendwann wieder durch eine andere abgelöst wird, sondern als das beste Lifestylekonzept zum Thema Ernährung, das es bisher gab und wahrscheinlich überhaupt gibt.
Die ehrliche und unabhängige wissenschaftliche Forschung trägt ihr Wesentliches dazu bei. Denn die neusten Erkenntnisse sorgen weiterhin für Aufregungen. Es gibt kaum eine effektivere Möglichkeit sein Traumgewicht zu erreichen um es dann ein Leben lang zu halten, den eigenen Körper in den bestmöglichen Gesundheitszustand bringen, dem Alter ein Schnippchen zu schlagen – denn 20–30 Prozent längere Lebenserwartung in Gesundheit ist sicherlich für Jeden erstrebenswert – und bei schon bestehenden Krankheiten, den Weg zurück in die Gesundheit anzutreten. Sagen Sie mir nur ein Medikament, das dies Alles möglich macht. Ganz im Gegenteil wissen wir heute, dass das Intervallfasten bei vielen Krankheiten mehr ausrichtet als Medikamente und das noch ohne jegliche Nebenwirkungen. Allerdings nur, wenn die von mir immer wieder empfohlene vollwertige Pflanzenkost Einzug in Ihren Ernährungsalltag hält.
Und damit wären wir auch schon bei einem Thema, das für Einige der Anlass war, die manches Mal recht derben und mitunter absolut negativen Beurteilungen bei Amazon zu schreiben. Es war und wird niemals meine

»Neben dem WAS kommt es vor allem darauf an, WANN und WIE Sie essen!«

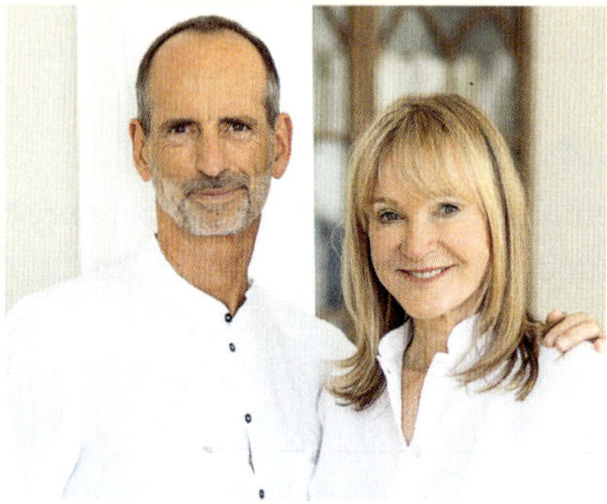

Dr. med. Petra Bracht

ist Ärztin für Allgemeinmedizin und Naturheilverfahren - spezialisiert auf Ernährungsmedizin - und Bestsellerautorin. Sie leitet das erste Vegane Privatärztliche Gesundheitszentrum in Bad Homburg. Seit über 30 Jahren erlebt sie, wie Menschen selbst bei schweren Krankheiten durch Intervallfasten und pflanzliche Ernährung gesund werden können. Ihr Ziel ist es, dass jeder Mensch weiß wieviel und was er vorbeugend für seine Gesundheit und die Gesundung bei Krankheit selbst tun kann.

Roland Liebscher-Bracht

studierte Ingenieurwesen und ist passionierter Kampfkünstler. Basierend auf seiner Bewegungserfahrung dem technischen Wissen entwickelte er mit seiner Frau die Schmerztherapie nach Liebscher & Bracht, die neue Maßstäbe setzt und die er seit 2007 lehrt. Sein Ziel ist es, allen Menschen – auch durch Selbsthilfe - ein Leben ohne Schmerzen zu ermöglichen. Seine Selbsthilfevideos im Internet wurden inzwischen über 100 Millionen Mal gesehen.

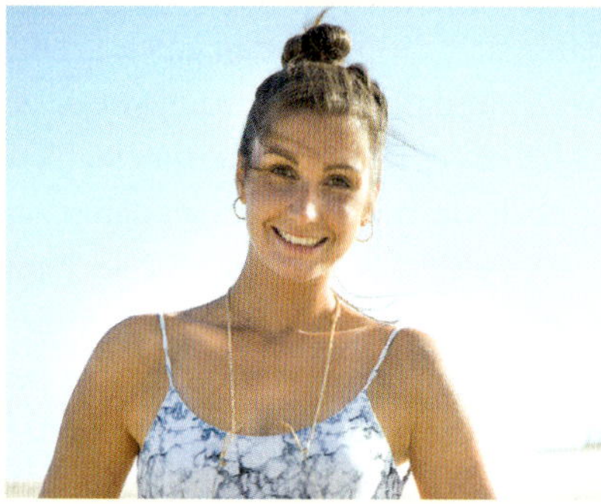

Mira Flatt

hat die Rezepte für das 14-Tage-Programm entwickelt und stand für die Übungen Modell. Seit sieben Jahren arbeitet sie intensiv mit Frau Dr. Bracht zusammen, lebt schon lange leidenschaftlich vegan und seit fünf Jahren auch nach der Methode des Intervallfastens.

THEORIE

PRAXIS

SERVICE

DR. MED. PETRA BRACHT

INTERVALLFASTEN

FÜR EIN LANGES LEBEN – VEGAN, SCHLANK UND GESUND

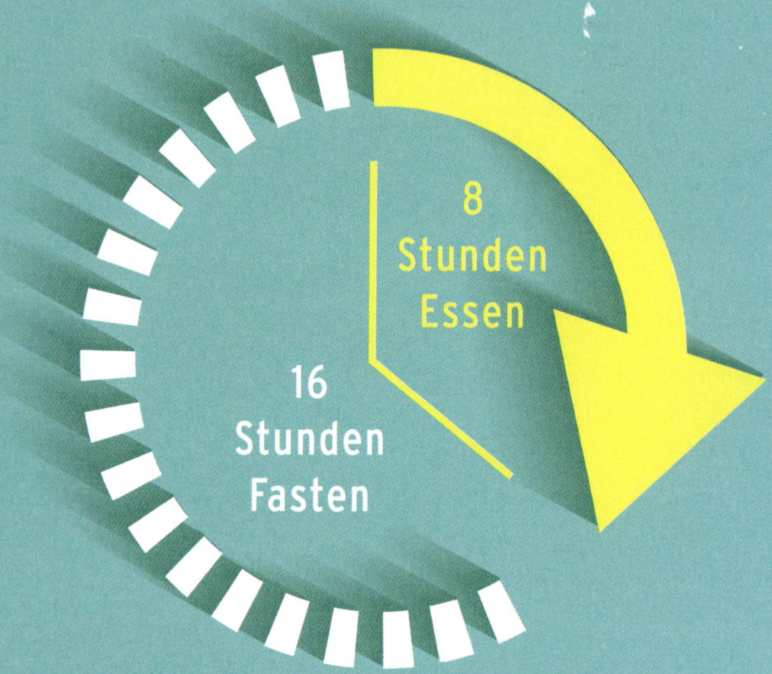